AF472464

LEÇONS

SUR LES

MALADIES DES YEUX.

LEÇONS
SUR LES
MALADIES DES YEUX,
FAITES A L'HOPITAL DE LA PITIÉ,

PAR

M. L.-J. SANSON,

Professeur de Clinique chirurgicale à la Faculté de Paris;

RECUEILLIES ET PUBLIÉES SOUS SA DIRECTION,

PAR SES ÉLÈVES

ALPH. BARDINET

ET

J.-B. PIGNÉ,

Interne des Hôpitaux civils de Paris, et vice-secrétaire de la Société anatomique.

PREMIÈRE PARTIE.

CATARACTES.

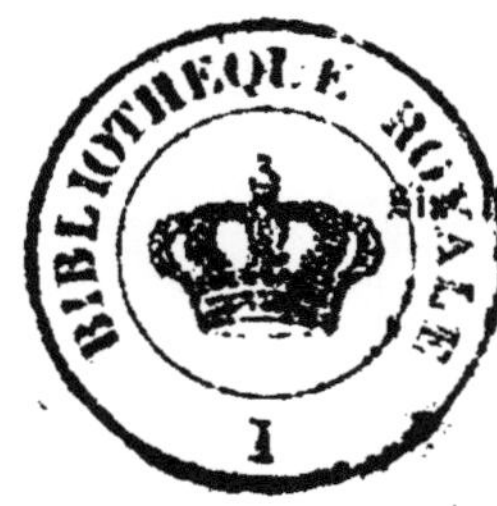

Six livraisons. — Prix : 1 fr. 50 c.

PARIS,

ÉBRARD, LIBRAIRE-ÉDITEUR,

RUE DES MATHURINS-SAINT-JACQUES, 24.

1838.

LEÇONS

SUR LES

MALADIES DES YEUX. *

1° CATARACTES.

Une des premières conditions pour que l'acte de la vision ait lieu dans son intégrité, c'est que les milieux que doit traverser la lumière jouissent d'une transparence parfaite. Si l'un d'eux est altéré, il est évident que les rayons lumineux seront plus ou moins interceptés, et que la vision ne se fera qu'incomplètement, ou même sera totalement empêchée. Parmi ces milieux il en est un surtout, qui, par ses fonctions et par sa position derrière la pupille, sur l'axe même de l'œil, exerce la plus grande influence sur l'acte de la vision; c'est l'appareil du cristallin. C'est à son

* Faites à la Pitié tous les mardis et samedis.

opacité, dont l'effet immédiat est un trouble de la vue, qu'on a donné le nom de *cataracte.* Mais comme cette opacité peut affecter, soit isolément, soit simultanément, les diverses parties qui composent cet appareil, on a divisé les cataractes en quatre espèces ; savoir :

La cataracte *cristalline* ou *lenticulaire*, dans laquelle c'est le cristallin lui-même qui est le siége de l'opacité; la cataracte *capsulaire* ou *membraneuse*, qui n'affecte que la capsule du cristallin ; la cataracte *laiteuse* ou *interstitielle*, qui consiste dans le trouble de l'humeur de Morgagni ; enfin la cataracte *mixte* dans laquelle l'opacité affecte simultanément ces diverses parties.

Il ne faut pas croire, toutefois, que l'on rencontre fréquemment des cataractes bornées à une seule partie de l'appareil du cristallin, et respectant toutes les autres. Un pareil état n'est ordinairement que le premier degré d'une affection qui doit se développer et s'étendre graduellement aux autres parties de l'appareil. Les dénominations que nous venons de faire connaître indiquent seulement la partie dans laquelle l'affection a débuté et a pris le plus grand développement.

La cataracte se forme le plus souvent dans le cristallin ; mais de ce siége primitif elle s'étend presque toujours à la capsule. Or, il arrive parfois que ce développement se fait avec une lenteur extrême, et ne répand sur la capsule qu'une opacité si légère que, vue de face, cette membrane paraît saine, parce que son trouble se confond avec celui du cristallin, qui est plus prononcé; mais l'opacité devient apparente dès qu'on regarde de côté. — La cataracte qui débute par la capsule ne reste bornée à cette membrane que dans les cas où elle est partielle et très légère. Quand elle l'envahit dans sa totalité, elle s'étend, d'ordinaire, au cristallin (cataracte *capsulo-lenticulaire*), le voile qu'elle forme au-devant de lui ne permet plus d'apprécier son degré de transparence, et c'est là ce qui fait admettre un nombre de cataractes purement *capsulaires* beaucoup plus grand qu'il ne l'est en réalité. Il en est de même de la cataracte laiteuse; l'humeur de MORGAGNI étant altérée dans sa transparence et dans sa nature, communique insensiblement son opacité au cristallin, attaque peu à peu sa consistance, au point que, dans certains cas, cet organe est complètement dissous par elle.

Il est facile de voir que ces distinctions n'ont qu'un faible intérêt pratique. La cataracte, en effet, quelque soit son siége, ne peut guérir que par une opération qui est la même, quant au fond, pour tous les cas; la connaissance précise du siége de la maladie pourrait donc tout au plus déterminer le choix de l'opérateur pour tel ou tel procédé, et nous verrons, par la suite, que même, sous ce rapport, les données que peut fournir le siége de cette affection ne sont d'aucune utilité pour le procédé opératoire que nous avons adopté.

Causes. — Les causes de la cataracte sont fort

obscures, celles mêmes qui sont signalées par tous les auteurs n'ont, pour la plupart, qu'une action problématique, aussi nous voyez-vous attacher peu d'importance à leur recherche. Cependant nous devons vous indiquer les plus généralement admises par les auteurs. Après les causes traumatiques, dont l'action ne peut être contestée, on place : l'habitude de travaux sur des objets très fins, tels que ceux d'horlogerie, de bijouterie, etc.; l'exposition prolongée à une lumière vive, qu'elle soit directe, comme pour les forgerons, les verriers, etc., ou réfractée, comme pour les laboureurs, les cultivateurs. L'action de ces deux causes paraît singulièrement favorisée par la position demi-fléchie et les congestions cérébrales qu'elles déterminent. Beer, Szeén et plusieurs autres ont signalé, comme très efficace, l'action continue de certaines vapeurs irritantes (celles de naphthe, des acides nitrique, hydro-chlorique, sulfurique, etc.). Beer pense aussi que l'action brusque d'une lumière très vive sur les yeux des nouveaux-nés peut-être, chez eux, une cause déterminante de cette affection.

Les causes que nous venons d'indiquer sont toutes directes ou locales; mais il en est d'autres qui n'agissent que d'une manière générale, et dont il est plus difficile encore de se rendre compte : ainsi on admet des cataractes *symptômatiques* d'une affection générale : de la syphilis, des scrofules, du scorbut; — des cataractes *sympathiques* qui surviennent brusquement après une impression morale très vive, ou qui sont produites par des boissons ou des alimens qui semblent exercer sur l'estomac une action primitive dont la cataracte n'est qu'un résultat sympathique. — Des cataractes *séniles* qu'on ne saurait révoquer en doute, car ce sont celles qu'on observe le plus fréquemment. Il est peu de vieillards qui aient dépassé la soixantième année en conservant un cristallin parfaitement transparent et une vue encore nette; et quoique Delpech pense qu'on ne doive tenir aucun compte de la teinte d'ambre que prend le cristallin des vieillards, nous n'en sommes pas moins persuadés qu'elle est le premier degré de cette variété de cataractes ; — des cataractes *héréditaires*, et nous avons eu plusieurs occasions d'en observer; ainsi nous avons vu une famille dont tous les enfans sont nés avec des cataractes; nous en avons connu une autre dont tous les enfans sont devenus cataractés vers l'âge de 24 ans : dans l'une et dans l'autre famille, le père ou la mère avait été atteint de cette affection.

L'efficacité de la plupart de ces causes, est, ainsi qu'il est possible de le voir, loin d'être incontestable; aussi arrive-t-il souvent de les rencontrer réunies en grand nombre chez des individus qui n'ont point de cataractes, comme il arrive fréquemment aussi de voir cette affection se déclarer chez des individus qui n'ont été exposés à aucune d'elles. Il faut donc admettre des causes prédisposantes, qui nous sont complètement inconnues, et qui tantôt se bornent à rendre plus puissantes les causes déterminantes, et tantôt deviennent elles-mêmes efficientes.

Nature.—L'étude plus approfondie des causes ne nous conduirait qu'à des résultats peu intéressans; mais il est une question plus importante, et qui si elle était résolue d'une manière définitive, pourrait avoir quelque influence sur la thérapeutique de la cataracte; nous voulons parler de la nature même de cette affection. C'est par suite de l'ignorance qui règne à cet égard que la plupart des pathologistes n'ont pu trouver dans leurs cadres nosologiques une place qui convînt à la cataracte. Est-elle due, comme le voulait Maître Jean, à la formation d'une humeur acide qui ternirait le cristallin, ou à une matière âcre déposée, comme le croyait Saint-Yves? est-elle le résultat d'une inflammation? ou doit-on, avec Delpech, la considérer comme une nécrose? Nous devons avouer que nous sommes à ce sujet dans une ignorance complète. Mais si nous examinons la manière d'agir des causes appréciables à nos sens, nous voyons la cataracte se produire par l'action d'un coup, d'une violence extérieure; nous la voyons se développer sous l'influence de certaines professions qui exposent l'œil à une irritation continuelle; nous sommes dès-lors forcé d'avouer que là il y a eu évidemment irritation, inflammation; et si nous nous laissons conduire par l'analogie, nous arrivons à admettre que, dans les cas où la cause reste ignorée, la cataracte est due à une inflammation qui alors est lente, inaperçue, et dont le premier signe est l'opacité du cristallin. Dans les cataractes héréditaires, cette cause paraît au premier abord peu probable; mais on admet bien que les scrofules, que la syphilis sont héréditaires, et cependant les premiers signes par lesquels ces maladies révèlent leur présence sont le résultat d'une inflammation ; pourquoi n'en serait-il pas de même de la cataracte héréditaire? Mais, dira-t-on, cette cause ne saurait exister pour la cataracte sénile, et ne serait-il pas plus convenable d'admettre qu'elle est le résultat de l'oblitération successive des vaisseaux nourriciers du cristallin? A cela nous répondrons que si rien ne prouve la fausseté de cette hypothèse, rien aussi n'en démontre la réalité, et nous croyons être dans le vrai en avançant que cette cataracte n'est que le résultat d'une irritation, faible il est vrai, mais incessante. On ne voit pas d'ailleurs comment deux modifications organiques si différentes, l'afflux inflammatoire et l'oblitération des vaisseaux, pourraient avoir pour résultat commun l'opacité du cristallin ou de ses annexes. Et remarquez que les hypothèses que nous combattons ne conduisent à aucune méthode thérapeutique autre que l'opération ; tandis que celle que nous adoptons, au contraire, explique les guérisons que quelques ophthalmologistes croient avoir obtenu dans ces derniers temps, par les émissions sanguines répétées, les révulsifs, etc.

Symptômes et marche. — La cataracte, à moins

qu'elle ne soit due à une violence extérieure, est rarement bornée à un seul œil; presque toujours elle les attaque tous les deux, mais successivement, de sorte que l'œil qui a été pris le premier ne peut déjà plus servir à la vision, que l'autre n'offre la maladie qu'à un degré peu avancé; quelquefois aussi ils sont pris simultanément, mais les progrès sont plus rapides d'un côté que de l'autre. Cette affection se manifeste ordinairement par des symptômes de deux ordres : les uns sont *subjectifs*, sentis par le malade, par le sujet lui-même; les autres sont *objectifs*, c'est-à-dire perçus par l'observateur.

Les symptômes subjectifs peuvent être nuls, ou du moins très peu appréciables : ainsi, j'ai vu des individus dont un œil a été complètement envahi par la cataracte, sans qu'ils s'en soient aperçus (ce qui peut s'expliquer par l'action de l'œil sain qui suffit à la vision); il n'est même pas rare de rencontrer des individus dont les deux cristallins sont assez altérés pour qu'on s'en aperçoive à la distance, et qui pourtant n'éprouvent aucun trouble dans la vision. L'intégrité de cette fonction coïncide surtout assez fréquemment avec une altération, mal connue, que l'on pourrait confondre, au premier coup d'œil, avec une cataracte; c'est cette altération qu'on attribue généralement à une décoloration de la choroïde, et d'où résulte chez l'homme un effet semblable à celui que produit le *tapis* chez quelques animaux.

Ce sont des cas exceptionnels, toutefois, que

ceux dans lesquels il y a absence complète de symptômes subjectifs; les malades éprouvent presque toujours un affaiblissement, un trouble de la vue plus ou moins grand, et qui suit une marche excessivement variable. Tantôt, en effet, ce trouble, après avoir graduellement augmenté, reste stationnaire pendant un temps plus ou moins long, et finit, soit par disparaître, ce qui est rare, soit par aboutir à une cataracte complète, ce qui est le cas le plus ordinaire; tantôt, au contraire, il marche avec une incroyable rapidité : c'est ainsi qu'on a vu des cataractes se développer en vingt-quatre heures, et même en un plus court espace de temps, sur des individus qui ont été soumis à une lésion traumatique, ou à une impression morale très vive. L'on cite même des exemples de cataractes qui sont survenues presque subitement et sans cause connue. M. Pigné a eu occasion d'observer un homme qu'il employait comme copiste, et qui, après avoir passé la soirée à écrire, ainsi qu'il en avait l'habitude, sans éprouver le moindre trouble dans la vision, présenta le lendemain matin deux cataractes complètes, bien qu'il n'eût été soumis à aucune cause déterminante. — M. Demours a conclu de ses observations qu'une cataracte mettait deux ans, terme moyen, pour atteindre son plus haut degré de développement; mais il s'en faut de beaucoup que cette moyenne puisse être posée en règle générale.

Après l'affaiblissement de la vue, le premier

symptôme qu'éprouve le malade est la sensation d'un *léger nuage* qui s'interpose entre lui et les corps qu'il regarde : s'il est dans une chambre, il lui semble qu'il est environné de fumée; s'il est dehors il se croit enveloppé de brouillards. Puis viennent des *mouches*, des stries, des filamens isolés ou réunis en réseau, des lignes festonées, disposées en zig-zag, etc., que le malade croit constamment avoir devant les yeux. Ce symptôme toutefois n'est pas exclusivement attaché aux cataractes, car il peut être éprouvé par des individus amaurotiques, et même par d'autres dont les yeux sont exempts de cataracte et d'amaurose; mais il n'est pas parfaitement identique dans tous ces cas : les mouches que voit le *cataracté* et l'amaurotique sont constantes et ont un siége qui, chez le même individu ne varie pas; quelle que soit la direction de l'œil, elles sont toujours dans la même situation relativement à son axe; si le malade lit il les retrouvera toujours à la même place par rapport à la ligne qu'il parcourra : chez *l'individu* exempt de ces deux altérations, les mouches peuvent, au contraire, n'exister que par momens; jamais elles n'ont la fixité que nous venons de signaler; elles sont mobiles, voltigent constamment, semblent rebondir sur l'œil; le malade ne les voit pas toujours; mais, qu'il fixe, à une certaine distance, un objet placé sur un fond clair, elles apparaissent au bout d'un temps plus ou moins long, oscillent un instant et retombent par leur propre poids; l'œil les suit machinalement, et s'il se relève, elles sont comme lancées par lui, le devancent aussitôt, se placent audessus de l'objet qu'il fixe, pour retomber de nouveau et disparaître. Les mouches de cette nature me paraissent liées à une affection que je ne saurais définir, et dont le premier effet est une fatigue de l'organe de la vision, lorsqu'il regarde fixement un objet; quelques praticiens pensent que cet état pathologique est lié à la présence d'entozoaires. Il est encore une autre espèce de mouches qui sont uniquement dues à une *amaurose commençante;* elles offrent cela de particulier, qu'elles sont mobiles comme les dernières dont nous venons de parler, et se présentent tantôt sous la forme de bluettes de feu, et tantôt sous la forme d'un nuage mobile, de lignes courbes, circulaires qui se brouillent et s'agitent au devant de l'œil, disparaissent par momens et reparaissent spontanément, offrant presque toujours le même aspect chez le même individu, et ressemblant assez à ce trouble qu'éprouvent souvent les sujets pléthoriques, surtout après qu'ils sont restés quelque temps la tête fortement baissée. — Ainsi, en résumé, nous avons trois espèces de mouches : les unes sont constantes et fixes, et appartiennent à la cataracte et à l'amaurose; rien ne peut faire savoir si, comme symptôme objectif, elles tiennent à l'une ou à l'autre de ces affections; — les autres sont mobiles et non constantes, paraissent ne survenir que par suite d'une fatigue de la vue, et sont liées à une altération inconnue; — les troisièmes, enfin, sont mobiles comme remittentes, disparaissent *spontanément*, pour revenir *spontanément* aussi, et sont toujours l'indice, le premier prodrôme d'une amaurose commençante.

Quand ces mouches frappent l'attention du malade, il est rare, lorsqu'elles sont dues à une cataracte, que le médecin ne voie pas quelque léger nuage sur l'appareil du cristallin.

Peu à peu le brouillard augmente, le nuage s'épaissit, le malade ne voit plus que confusément les objets qui l'entourent. On peut alors observer un phénomène curieux : les objets que le malade voit distinctement quand ils sont éclairés par un jour assez faible, deviennent invisibles pour lui dès qu'ils sont éclairés par une vive lumière. La cause de ce phénomène est facile à saisir : les rayons lumineux, chez l'homme sain, peuvent arriver au fond de l'œil par toute l'ouverture pupillaire; mais si le centre du cristallin est opaque, elle intercepte les rayons qui traversent la partie correspondante de la pupille; la retine alors n'est frappée que par les rayons qui trouvent passage entre deux circonférences concentriques, dont la plus grande est formée par le bord libre de l'iris et dont la plus petite, moins régulière que la précédente, n'est autre chose que la limite de l'opacité qui occupe le centre du cristallin. Plus il y a d'espace entre ces deux circonférences, plus il arrive de rayons lumineux sur la retine, *et vice versâ*; or, par l'effet de la lumière, la pupille se rétrécit, et si ce resserrement est porté au point de rendre la circonférence pupilloire moindre que celle formée par la partie opaque du cristallin, il ne restera plus aucune voie à la lumière, et la cécité sera complète; mais si le malade est exposé à une faible lumière, la pupille se dilatera, sa circonférence deviendra plus grande que celle formée par l'opacité du cristallin, et le champ de la vision étant ainsi augmenté, le malade pourra apercevoir les objets placés devant lui.

Dès que la cataracte est formée, le fond circonscrit par la pupille présente une coloration différente de celle qui lui est propre; cette coloration varie beaucoup: elle peut être d'un blanc opalin, d'un blanc sale, jaune plus ou moins ambré, gris, gris-verdâtre, brun, brunâtre, roussâtre, noir, etc. Ce changement de couleur peut commencer par le centre et présenter une teinte uniforme; ou par la périphérie, et être inégale, striée, mouchetée. Quand la cataracte a envahi la totalité du cristallin, on aperçoit à la circonférence pupillaire un cercle noirâtre, d'autant plus tranché que la couleur de l'iris est plus claire; mais si l'affection est bornée au centre de l'appareil, le cercle dont nous parlons est moins apparent, et peut être aisément confondu avec la teinte du fond de l'œil; ce cercle n'est autre chose que le bord libre du feuillet postérieur de l'iris.

Lorsque la cataracte a envahi la totalité ou une grande partie du cristallin, on remarque un second cercle noirâtre formé, sur le cristallin opaque, par l'ombre que projette l'iris; il est facile de voir que ce dernier cercle ne peut exister que dans les cas où la face postérieure de l'iris est séparée de la face antérieure du corps opaque par un certain intervalle. La circonférence des deux cercles dont nous parlons s'élargit ou se rétrécit suivant que la pupille se dilate ou se resserre. La direction oblique ou perpendiculaire de la lumière, par rapport à la surface de la cornée, a une grande influence sur la régularité du dernier seulement. L'iris, d'ailleurs, est mobile, régulier, et n'a subi aucune altération de couleur; le malade n'éprouve dans l'œil ni gêne, ni douleur, seulement il ne voit rien, il peut tout au plus distinguer le jour de la nuit, ou le sens dans lequel on promène la main devant ses yeux; en cela il ressemble parfaitement à une personne saine qui ferme les paupières.

Mais ces symptômes présentent, dans chacune des espèces de cataractes que nous avons signalées, des variétés que nous devons indiquer :

Dans la cataracte *capsulaire*, variété qui se rencontre le plus ordinairement chez les sujets peu avancés en âge, l'opacité commence presque toujours par la circonférence; elle se présente le plus souvent sous forme de stries convergentes, offre l'aspect d'un cercle plus ou moins foncé qui entoure le cristallin; mais dont le centre transparent disparaît de jour en jour. A mesure que l'altération s'éloigne de la périphérie, la vue se trouble davantage, et la lumière, qu'elle soit faible ou forte, n'a aucune influence sur le degré de la vision; et cela se conçoit aisément : la partie centrale de l'appareil du cristallin qui est encore transparente, est le seul point par lequel les rayons lumineux peuvent arriver au fond de l'œil; que sous l'influence d'une lumière vive la pupille se rétrécisse même à un haut degré, elle laissera toujours libre la partie transparente de l'appareil du cristallin; si, au contraire, la lumière est plus faible, la pupille se dilatera; mais alors l'iris ne fera que découvrir une plus grande partie du cercle opaque, mais n'augmentera pas le champ de la vision. Dans cette espèce de cataracte, la coloration n'est jamais foncée, toujours, au contraire, elle est blanchâtre, d'un blanc mat comme celui de la neige ou de la craie, ou d'un blanc chatoyant comme celui de la nacre ou du blanc de baleine. Ces deux nuances peuvent se rencontrer sur le même individu.

Mais l'opacité peut commencer par la face antérieure de la capsule, par sa face postérieure ou l'attaquer d'emblée dans sa totalité. Quand la face antérieure est prise, il est facile de reconnaître la cataracte aux signes que nous avons donnés plus haut; mais comment reconnaître que sa face postérieure est en même temps envahie? on ne peut, tout au plus, avoir à cet égard que des probabilités. Quant à la cataracte capsulaire postérieure, on lui assigne, d'ordinaire, les caractères suivans: elle est située profondément, paraît concave, uniforme, et réfléchit les images à la manière des miroirs concaves, lorsque toutefois elle est resplendissante. Les auteurs ajoutent qu'elle ne présente jamais de stries; mais nous avons plusieurs fois observé le contraire, et dans ce moment vous voyez assez souvent venir à la consultation une femme qui porte une cataracte dont le siége est évidemment le feuillet postérieur de la capsule, et l'on voit chez cette malade des stries manifestes qui, partant de la circonférence, viennent converger vers un point central, situé beaucoup plus en arrière; l'ensemble de ces stries forme un cône dont la base est en avant et le sommet en arrière.

La cataracte *lenticulaire* se reconnaît à des signes diamétralement opposés à ceux de la cataracte capsulaire; elle affecte plus spécialement les vieillards, et débute presque toujours par le centre; sa coloration est foncée, verte, etc., et uniforme; elle se trouve également éloignée de tous les points de la capsule, s'accroît lentement, et permet pendant long-temps au malade de voir des objets très ténus. C'est sur elle surtout que l'influence du grand jour ou d'une faible lumière est remarquable. Les deux cercles que nous avons signalés plus haut sont ici très marqués.

C'est à cet ordre que se rapportent les cataractes en Y qu'on rencontre assez fréquemment. Tantôt les lignes qui représentent cette figure sont les seules parties opaques du cristallin, et tantôt elles en forment les seules parties transparentes. Elles ne sont, au dire de quelques pathologistes, que le retour du cristallin à son état primitif; car on sait qu'il se forme par trois portions triangulaires qui se réunissent pour ne constituer qu'un seul et même corps.

La cataracte *laiteuse* est facile à reconnaître. L'humeur de Morgagni est transformée en un liquide opalin qui tient en suspension des molécules plus opaques. Quand l'œil est en repos, ces dernières se précipitent et forment, à la partie inférieure de la capsule, une couche nettement limitée en haut et surmontée par le liquide opalin. Mais le malade vient-il à remuer l'œil, ou fait-il des frictions sur les paupières, tout s'agite, tout se mêle, et tout le liquide est entièrement trouble. Cette cataracte ne tarde pas à devenir mixte, c'est-à-dire, à envahir le cristallin et la capsule; elle présente alors un volume considérable.

La cataracte *capsulo-lenticulaire* n'est ordinairement que le terme le plus avancé de toutes les autres; elle peut cependant être primitive et résulter d'une opacité qui a simultanément envahi toutes les parties de l'appareil du cristallin; elle se fait surtout alors remarquer par son volume énorme; non-seulement elle est en contact avec l'iris, mais elle le pousse en avant, au point quelquefois de l'appliquer contre la cornée. Elle présente d'ailleurs, réunis, tous les caractères des autres cataractes : ainsi, sur un premier plan, on voit ceux de la cataracte capsulaire antérieure; en arrière de celle-ci, quand la capsule n'est pas entièrement opaque, une cataracte laiteuse, qui peut même laisser entrevoir, quand elle est dans un état de tranquillité parfaite, l'opacité cristalline située derrière elle. Nous avons dit que l'iris était poussé en avant; dans ce mouvement il peut être tiraillé, son bord libre peut prendre une forme irrégulière et perdre complètement la contractilité. On comprend dès-lors, qu'étant ainsi appliqué sur la capsule, l'iris ne peut projeter aucune ombre sur la cataracte; le cercle qui est dû au bord iridien est le seul qu'on aperçoive. La cécité est presque absolue; tout au plus si le malade peut distinguer le jour de la nuit.

Les ophthalmologistes ont rattaché à cette espèce de cataracte une foule de variétés dans lesquelles il paraît y avoir, non-seulement opacité de l'appareil du cristallin, mais encore altération organique des parties qui l'environnent. Ces variétés présentent aussi, le plus souvent, un volume considérable; dans quelques cas, cependant, le cristallin a conservé son volume normal, et quelquefois même il paraît atrophié. C'est là que l'on a rangé :

1° La *cataracte trabéculaire* ou *barrée*, dans laquelle l'ouverture pupillaire est traversée, suivant un de ses diamètres, par une bande régulière plus ou moins large, épaisse, brillante, qui, réunissant deux points opposés du bord iridien, rétrécit la pupille, la rend irrégulière, anguleuse et immobile. La consistance de cette bande est très variable; mais elle est ordinairement très grande, quelquefois cartilagineuse; Beer l'a rencontrée complètement ossifiée. Le globe de l'œil est quelquefois comme atrophié, et n'a conservé qu'une faible sensation de la lumière;

2° La *cataracte pyramidale*, caractérisée par une pyramide opaque, adhérente par sa base à la circonférence pupillaire, et s'avançant vers la cornée qui, assez souvent alors, est affectée de staphytôme. Elle est le résultat d'une violente inflammation du globe oculaire; le malade éprouve à peine la sensation de la lumière.

3° La *cataracte branlante*, dans laquelle le cristallin est mobile; tantôt il obéit aux lois de la pesanteur, et tantôt il éprouve des oscillations plus ou moins rapides et en sens très variés. Les pathologistes ont prétendu : les uns que le cristallin dansait dans sa capsule; les autres que celle-ci était détachée des parties environnantes; quoi qu'il en soit, la cause primitive de ce phénomène bizarre est encore complètement inconnue.

4° La *cataracte siliqueuse* dans laquelle le cristallin, racorni et comme desséché, est renfermé dans sa capsule, sèche et ridée, comme un pois dans sa cosse; elle présente deux variétés bien tranchées. — Chez les jeunes enfans, où elle est plus fréquente que chez les adultes, elle est petite, gris-blanchâtre, bien séparée de l'iris, dont les mouvemens restent libres. Les rayons lumineux passant encore sur les côtés de la capsule, la vue est en partie conservée. — Chez les adultes, elle est d'un blanc plus éclatant, sale en quelques endroits et jaunâtre en d'autres; elle est plus large que chez l'enfant; mais elle a peu de profondeur. Le malade distingue seulement le jour de la nuit.

5° La *cataracte purulente*, qui se forme lentement et affecte plus particulièrement les sujets d'une constitution cachectique; elle est caractérisée par sa couleur jaune foncé; elle remplit la chambre postérieure, mais ne pousse pas l'iris en avant; les mouvemens de la pupille sont très lents. Le malade conserve à peine le plus petit sentiment de la lumière. SCHIFERLI et TRAVERS ont trouvé que la matière qui formait cette cataracte était évidemment purulente et d'une très grande fétidité.

Malgré le nombre de ces divisions on rencontre encore une foule de variétés de cataractes qu'on ne peut rapporter à aucune d'elles; telles sont celles qu'on a désignées sous les noms de marbrées, fenêtrées, étoilées, ponctuées, etc., suivant l'aspect que leur donnent certaines végétations de la membrane du cristallin, ou certains dépôts qui se forment sur elle; mais il est facile de voir que tous ces caractères que nous venons d'indiquer sont souvent difficiles à saisir, et que du reste ils sont plus propres à faire voir jusqu'où peut aller l'exactitude de l'observation qu'utiles dans la pratique.

Diagnostic.— Le diagnostic de la cataracte est en général facile toutes les fois que cette altération a atteint un certain degré de développement. On peut cependant encore la confondre avec certaines colorations du fond de l'œil, dont nous aurons occasion de parler. Mais les difficultés que l'on peut rencontrer dans le diagnostic se présentent surtout quand la maladie n'est qu'à son début, et ne se manifeste que par des caractères faiblement prononcés.

L'on a désigné, sous le nom de *fausses cataractes*, plusieurs altérations étrangères au cristallin, et qui peuvent simuler, jusqu'à un certain point, l'opacité de cet organe, mais qui ne sauraient guère induire en erreur un praticien attentif.

C'est ainsi que l'on a décrit une *cataracte fausse albumineuse*. L'iritis, qu'elle soit aiguë ou qu'elle soit chronique, a une tendance remarquable à produire des pseudo-membranes qui se déposent dans la chambre postérieure de l'œil, à la surface de l'iris, ou dans son ouverture pupillaire. Celles qui obstruent la pupille en même temps qu'elles occupent un siége qui est à peu près le même que celui de la cataracte, peuvent encore ressembler à cette affection par leurs dimensions, leur couleur et plusieurs autres caractères; toutefois, il est facile de les distinguer aux particularités suivantes : l'iris présente des traces plus ou moins manifestes de l'inflammation dont il a été le siége; son bord pupillaire est *adhérent* aux pseudo-membranes dans une étendue variable, par un ou plusieurs points, et quelquefois par toute sa circonférence; ces adhérences sont un obstacle à la liberté des mouvemens de l'iris, et peuvent le rendre irrégulier; l'opacité n'est pas située derrière lui, mais dans l'ouverture de la pupille, tantôt sur le plan de la face antérieure, et tantôt sur celui de sa face postérieure. Dans ce dernier cas on aperçoit, comme dans la cataracte, toute l'épaisseur du bord pupillaire de l'iris, dont le feuillet postérieur offre l'aspect d'un cercle noirâtre, fort irrégulier, dentelé, comme mâché, dans une portion de la circonférence du bord iridien; mais sa situation, dans le champ même de la pupille, ne permet pas à l'iris de projeter sur elle une ombre circulaire.

Une *cataracte fausse purulente.* — A la suite des hypopyons, le pus épanché dans la chambre antérieure est facilement résorbé; c'est un fait généralement reconnu par les ophtalmologistes, tandis que celui qui occupe la chambre postérieure ne cède que très difficilement à l'absorption, et peut lui résister tout-à-fait. Il arrive alors que le pus se débarrasse de ses parties les plus fluides, se condense, s'organise en une masse apparente derrière la pupille et simule une cataracte; mais diffère de celle-ci en ce qu'il se présente sous figure d'un flocon inégal; qu'il coïncide presque toujours avec quelque altération de l'iris, et adhère à la pupille dans une étendue quelquefois assez grande. Cette couche organisée pourrait être confondue avec la variété de cataracte capsulo-lenticulaire qu'on appelle pyramidale; mais la nature de celle-ci nous est inconnue et pourrait fort bien être celle que nous décrivons en ce moment.

Une *cataracte fausse sanguinolente.* — Il peut, dans plusieurs circonstances, se faire un épanchement de sang dans les chambres de l'œil : à la suite d'un coup sur l'œil, d'une blessure de cet organe, etc., ou bien par une surexcitation purement vitale des parties qui le constituent, ainsi que nous en avons vu, il y a quelques années, un cas remarquable à l'Hôtel-Dieu. Le sang détermine dans les parties avec lesquelles il est en contact une inflammation d'où résulte quelquefois une certaine quantité de pus ; le sang cède sa partie séreuse aux vaisseaux absorbans, et se trouve réduit en un caillot qu'enveloppe la partie de pus nouvellement sécrété. Il en résulte une espèce de grappe, dont les granulations, rouges comme le caillot auquel elles appartiennent, perforent l'enveloppe grêle qui leur est formée par le pus, et se présentent sous forme de petites saillies plus ou moins nombreuses. Dans d'autres cas, le caillot conserve sa couleur naturelle, mais de petites parties de fibrine mise à nu recouvrent sa surface d'une espèce de piqueté blanc, jaunâtre, éclatant. Cette cataracte fausse, qui, comme les précédentes, coïncide avec des restes d'iritis, affecte des formes très variées, et adhère à l'iris ; quelquefois elle constitue une espèce de colonne cylindrique.

Il est assez facile, comme on voit, de distinguer la cataracte vraie des cataractes fausses que nous venons d'indiquer ; mais il est souvent beaucoup plus difficile de la distinguer de l'amaurose et de la coloration verte du fond de l'œil, qui peuvent exister isolément ou réunies.

Parlons d'abord de l'amaurose. On a voulu la différencier de la cataracte sous plusieurs rapports : ainsi on a dit que sa marche était beaucoup plus rapide : bien que cela soit vrai dans le plus grand nombre des cas, on trouve cependant des amauroses qui marchent avec une extrême lenteur, et d'un autre côté il suffit quelquefois d'un temps très court, comme nous l'avons vu plus haut, pour qu'une cataracte se développe. — On a dit aussi que la cataracte va croissant avec régularité, tandis que l'amaurose ne procède que par oscillations, par saccades : aujourd'hui faible, et demain plus marquée. Cette observation est fondée, bien que certaines cataractes (les cristallines) puissent présenter aussi quelques rémittences dans les symptômes qu'elles produisent ; mais ces rémittences ne reconnaissent qu'une cause, dont les oscillations de l'amaurose sont complètement indépendantes : nous voulons parler de la lumière dont l'action est si différente, suivant qu'elle est vive ou faible. Nous ferons encore observer que quelles que soient les variations de la vue du cataracté, il est un degré d'amélioration apparente qui ne saurait être jamais dépassé, tandis que chez l'amaurotique, la vue peut être, par momens, complètement recouvrée. — Il importe toutefois de bien distinguer l'amaurose *sthénique* de l'amaurose *asthénique ;* autant la seconde diffère de la cataracte, autant la première semble avoir d'analogie avec elle, sous le rapport des effets que leur fait éprouver la lumière. Les malades affectés de cataracte et ceux dont l'amaurose est sthénique fuient également la lumière : les premiers pour que leur pupille, dans l'obscurité, puisse se dilater et laisser à quelques rayons lumineux la faculté de pénétrer au fond de l'œil ; les seconds, pour que l'impression d'un jour vif n'augmente pas une irritation dont leur amaurose est le résultat. Celui, au contraire, dont l'amaurose est asthénique a besoin d'exciter la sensibilité engourdie de sa rétine, aussi cherche-t-il le grand jour avec avidité : c'est lui qu'on voit toujours le nez au vent et les yeux largement ouverts, tandis que les malades affectés de cataracte ou d'amaurose sthénique ferment les paupières à demi et vont tête baissée.

Un autre caractère différentiel de la cataracte et de l'amaurose est fourni par l'obstacle qui s'oppose à la vision dans l'un et dans l'autre cas. Si le cataracté ne voit pas, c'est qu'entre lui et le corps qu'il regarde se trouve interposé un nuage, un brouillard, une gaze, une poussière qui lui présente en général une coloration blanchâtre ; l'amaurotique, au contraire, est frappé de cécité, parce que les objets qu'il regarde se trouvent dans un milieu trop sombre, trop obscur, trop faiblement éclairé pour lui ; en un mot, il y a brouillard pour le cataracté, et nuit pour l'amaurotique.

Telles sont les différences que nous avons à signaler dans les symptômes subjectifs de la cataracte et des altérations qui présentent quelque analogie avec elle. Passons maintenant à l'examen des symptômes objectifs.

On établit avec raison, en principe général, que chez les cataractés, la pupille est intacte, régulière et mobile, comme à l'état normal, tandis que celle des amaurotiques est irrégulière et peu ou point mobile. Malheureusement pour l'infaillibilité du diagnostic, il y a des exceptions à cette règle : ainsi, d'une part, quand la cataracte est volumineuse, elle peut s'appliquer contre l'iris, le refouler, le tirailler, empêcher complètement ses contractions et faire prendre à la pupille une forme irrégulière; mais dans ce cas, la cause même de ces phénomènes, qui pourrait induire en erreur, conduit à la vérité; il est difficile, en effet, de ne pas apercevoir le volume du cristallin, la voussure de l'iris, et partant, de ne pas reconnaître la cause de l'irrégularité et de l'immobilité de la pupille.— D'autre part, on rencontre des amauroses complètes sur des sujets dont la pupille est parfaitement régulière, et possède, dans toute sa plénitude, la faculté de se contracter; nous avons eu, à l'Hôtel-Dieu, l'occasion d'observer deux cas semblables; enfin il y a des individus chez lesquels les mouvemens de l'iris sont, par une cause inconnue, à peine sensibles, bien que leur vue ait conservé toute son intégrité.

Ce diagnostic est quelquefois très difficile quand ces maladies ne sont encore qu'à leur début. Que la rétine, en effet, soit partiellement affectée, malade en certains points et saine dans les autres, elle ne percevra, pour ainsi dire, qu'une image criblée, et les objets présenteront des taches, des filamens, etc., correspondant aux altérations partielles de la rétine. D'un autre côté, que le cristallin présente des opacités partielles, et le malade éprouvera des sensations analogues.

Il est certaines amauroses, celles par asthénie, par exemple, qui peuvent n'entraîner aucune coloration morbide de la pupille; mais dans le plus grand nombre des cas, on aperçoit dans cette ouverture une teinte grisâtre qu'on a attribuée à une décoloration de la choroïde et qu'on peut, assez souvent, confondre avec une opacité du cristallin. L'erreur est surtout facile au début de l'affection, alors que ce changement de couleur est le seul symptôme objectif qui existe. Cependant, en examinant attentivement, on peut le reconnaître en ce qu'il est éloigné, concave, jaune-verdâtre et reflété dans le corps vitré. On a bien dit que cette altération de couleur débutait toujours par une tache jaunâtre à l'endroit où s'épanouit le nerf optique, et qu'elle partait de ce point pour envahir successivement tout le fond de l'œil; mais nous n'avons jamais pu constater l'existence de cette tache primitive, quelle que fut la dilatation de la pupille; nous avons toujours trouvé une coloration vague et diffuse. En résumé, il sera assez difficile, pour ceux surtout qui n'ont pas l'habitude de l'ophthalmoscopie, de diagnostiquer avec certitude cette altération de la choroïde d'avec une cataracte; dans quelques cas même, ce sera complètement impossible. Dans de pareilles circonstances, on devra présumer qu'il y a amaurose, car la cataracte se manifeste, d'habitude, par des caractères bien tranchés, et par cela seul que les symptômes seront peu prononcés, on sera presque autorisé à conclure qu'ils ne lui appartiennent pas. — Toutes les difficultés seront levées si le moyen que nous indiquons plus bas a réellement toute la valeur que nous sommes tentés de lui attribuer.

On a prétendu que dans la cataracte l'affaiblissement de la vue était proportionnel à l'intensité de l'opacité du cristallin, tandis qu'il n'en était pas ainsi pour l'amaurose. La première partie de cette proposition est fausse, puisque nous avons vu que des individus dont le cristallin était opaque voyaient assez bien, et qu'on rencontrait des cataractes, et surtout des cataractes commençantes, à peine appréciables et qui pourtant produisaient un trouble extrême dans l'acte de la vision.

Nous avons imaginé, dans ces derniers temps, un moyen que nous n'avons pas encore trouvé en défaut, et qui, s'il est justifié par des observations ultérieures, nous paraît très propre à faire reconnaître le siége de la transparence ou du trouble des milieux que doit traverser la lumière. Quand on présente une bougie allumée devant un œil transparent dont la pupille est bien dilatée, l'on aperçoit trois images de la flamme; les deux extrêmes, c'est-à-dire la plus antérieure et la plus postérieure, sont directes, la moyenne est renversée.

MM. Pigné et Bardinet ont, d'après nos conseils et suivant nos indications, fait un grand nombre d'expériences sur un œil artificiel et sur des yeux naturels; les résultats auxquels ils sont parvenus, et qu'ils ont reproduits devant nous, sont les suivans : l'image renversée ou *moyenne* est reflétée par la face postérieure du cristallin; la postérieure qui est *droite* est produite par la face antérieure du cristallin et l'antérieure qui est *droite* aussi appartient à la cornée; d'où il suit que la cornée et le cristallin suffisent pour la production de ces trois images; que si le feuillet antérieur de la capsule est opaque on ne verra qu'une image droite; que si, au contraire, le segment postérieur de la capsule est opaque, on en verra deux droites; s'il est opaque et suffisamment poli, on en aura trois placées dans l'ordre indiqué cidessus. Ainsi donc quand un trouble dans la vision coïncidera avec l'existence d'une ou deux lumières seulement, on pourra, nous le croyons du moins, conclure à la présence d'une cataracte, tandis que s'il y a trois images de la lumière, on pourra conclure à l'existence d'une amaurose; il est vrai que dans la cataracte capsulaire postérieure il peut exister trois images, mais alors le poli nécessaire à la production de l'image renversée ne laissera aucun doute dans le diagnostic. — Du reste, il faut une certaine habitude pour bien voir ces trois lumières, la moyenne et la profonde surtout étant plus pâles que l'antérieure sont plus difficiles à apercevoir. Nous croyons devoir dire ici que pour les trouver, il est certaines précautions qu'on ne doit pas négliger. Si on laisse la lumière immobile au-devant de l'œil, au niveau de son axe, comme ces trois images sont situées sur la même ligne antéro-postérieure, il est difficile de les voir, mais si on porte la lumière au côté externe de l'œil, les deux images droites suivent la même direction et la renversée se dirige vers le côté interne; l'inverse a lieu quand on porte la lumière en dedans; si on promène la lumière circulairement au-devant de l'œil; les images droites suivent une même direction circulaire, et la renversée en suit une circulaire aussi, mais opposée à celle décrite par les autres; c'est donc en imprimant à la lumière des mouvemens latéraux et de circumduction qu'on les aperçoit plus aisément.

Comme on a attaché une grande importance à connaître la consistance de la cataracte, nous devons en dire deux mots. On reconnaît ordinairement, d'après les auteurs, qu'une cataracte est *molle* aux caractères suivans : elle s'est développée rapidement, elle est volumineuse et vient faire saillie tout près de la pupille; elle présente une coloration gris-*clair*, blanchâtre et peu uniforme. La cataracte *dure*, au contraire, marche avec lenteur; elle est peu volumineuse et se trouve à une certaine distance en arrière de la pupille; elle présente une coloration *foncée*, gris-*verdâtre*, et paraît beaucoup plus uniforme que la précédente.

Mais le caractère tiré de la marche de la maladie est fort incertain, car on voit des cataractes très anciennes qui sont molles, et d'autres formées depuis peu de temps et qui sont très dures. Quelques auteurs ont pensé qu'à mesure que la cataracte se développait, le cristallin acquérait plus de dureté; et d'autres, au contraire, ont avancé que dans quelques cas le cristallin opaque et dur, depuis un certain temps, finissait par se ramollir. Mais si l'ancienneté de la cataracte ne peut fournir aucune donnée positive sur sa consistance, il ne saurait en être ainsi de son volume, car il est assez positif que quand un cristallin opaque est dur, il est petit.

Complications. — Les complications qui peuvent accompagner la cataracte sont excessivement nombreuses ; les unes influent spécialement sur le *diagnostic* qu'elles rendent plus ou moins difficile; les autres ont de l'importance relativement au diagnostic et au *pronostic*, dont elles augmentent plus ou moins la gravité. Nous ne parlerons ici que des premières ; les secondes seront examinées plus loin.

Adhérences de la pupille à la capsule. — Cette altération est facile à reconnaître sur les individus dont le cristallin est *transparent*. Ces adhérences étant, en effet, consécutives à une iritis, on aperçoit presque toujours quelques points blanchâtres formés par des pseudomembranes déposées derrière l'uvée; en second lieu, on voit toujours, dans les mouvemens de cette membrane, que la pupille est fixe, immobile dans les points qui correspondent aux adhérences. Quand ces points sont isolés, la partie de l'iris qu'ils retiennent prend la forme d'une dentelure qui interrompt brusquement la circonférence régulière de la pupille; lorsque celle-ci se trouve adhérente dans toute son étendue, l'on n'aperçoit plus les dentelures que nous venons d'indiquer; mais l'immobilité complète de l'iris coïncidant avec une entière transparence des milieux de l'œil et l'intégrité parfaite de la vision, on ne peut conserver aucun doute sur l'existence de cette adhésion circulaire. Si le diagnostic de ces adhérences est facile quand le cristallin est intact, il s'en faut de beaucoup qu'il en soit ainsi lorsqu'elles compliquent une cataracte, car on ne peut alors les diagnostiquer que par les trois signes suivans: points blanchâtres et pseudo-membraneux, forme irrégulière de la pupille, mouvemens faibles ou nuls de l'iris. Or, le premier de ces signes peut ne pas exister; et on trouve quelquefois les deux derniers à leur plus haut degré de développement et sans adhérences, dans les cataractes volumineuses qui repoussent l'iris. On ne peut donc reconnaître les adhérences compliquant une cataracte que lorsque celle-ci n'a pas un grand volume et se trouve séparée de l'iris par un certain intervalle qui lui permette de se mouvoir.

Dilution du corps vitré. — L'humeur vitrée qui, dans son état normal, est visqueuse, épaisse, gluante et filante comme du blanc d'œuf, devient, dans certains cas, diffluente et liquide. Cette altération, dont la cause et la nature sont peu connues, coïncide, dans le plus grand nombre des cas, avec une diminution de la vue que l'on peut attribuer soit au ballottement de l'iris, soit à l'agitation du corps vitré, dont les molécules en se déplaçant rompent les rayons visuels et les empêchent d'arriver au fond de l'œil; elle rend l'opération plus difficile et ses chances moins favorables; elle constitue donc une complication fâcheuse. Son diagnostic est assez facile : l'œil est mou, flasque, rapetissé; l'iris, détendu comme sur le cadavre, ressemble à un disque membraneux trop grand pour le cercle qu'il occupe; il est continuellement ballotté, forme une saillie conoïde en avant, ou une dépression de même forme en arrière, suivant que la tête est inclinée dans l'une ou l'autre de ces deux directions; de plus, le cristallin est dans un état d'agitation, d'oscillation continuelle, et suit tous les mouvemens antéro-postérieurs de l'iris.

Glaucôme. — Cette affection est malheureusement assez fréquente et complètement incurable. Il est d'autant plus important de la reconnaître qu'elle est une contre-indication formelle à toute opération; car toutes celles que l'on pratique chez les individus placés sous son influence sont suivies d'une inflammation qui rarement est calmée au bout de huit ou dix mois, et qui souvent même fait perdre l'œil au malade, quelle que soit l'énergie du traitement employé contre elle. On ne confondra pas le glaucôme avec la cataracte verdâtre, qui est une affection très limitée de l'œil et qui n'a aucune action sur les parties voisines. Le glaucôme, en effet, est une altération profonde de tous les tissus de l'œil. Sa nature est inconnue, mais il présente évidemment des symptômes inflammatoires et succède, dans le plus grand nombre des cas, à des inflammations répétées. La sclérotique semble être revenue sur elle-même par l'effet d'une contraction énergique; l'œil est diminué de volume et présente la dureté d'une bille; la cornée est plus bombée qu'à l'ordinaire et semble étranglée par la sclérotique à sa circonférence. Le fond de l'œil présente une coloration vert-d'eau qui marche d'arrière en avant, de manière à envahir le cristallin et les autres parties de l'appareil oculaire. Non seulement la pupille est colorée en vert, comme dans la cataracte glaucomateuse et presque toujours ovale, mais l'iris est altéré dans son tissu et présente une coloration gris-ardoisé ou une décoloration complète; enfin dans cette affection, on voit très distinctement les trois images de la lumière dont nous avons parlé plus haut; la cécité est complète. A ces signes, il est facile de reconnaître un glaucôme, alors même que l'opacité du cristallin empêche de voir le fond de l'œil.

Amaurose. — Nous ne reviendrons pas sur les moyens que nous avons signalés pour arriver, quand cela n'est pas impossible, au diagnostic de cette affection. Nous avons vu que, dans certains cas, on était obligé de rester dans le doute. BEER a dit que lorsque, chez un cataracté, une amaurose existait du côté dont le cristallin était sain, on pouvait conclure qu'elle existait aussi du côté de la cataracte. Bien que cette proposition soit vraie dans le plus grand nombre des cas, on trouve cependant des exceptions, et sans aller en chercher bien loin, nous avons au nº 32 de la salle Saint-Gabriel, un homme dont l'œil droit est complètement amaurotique et dont l'œil gauche présente une cataracte sans aucune complication d'amaurose. L'existence *présumée* d'une amaurose ne contre-indique pas l'opération de la cataracte, car si cette altération est réelle, on en sera quitte pour une opération inutile, il est vrai, mais dont les suites ne peuvent entraîner aucun accident bien grave, tandis que si elle n'existe pas, on pourra rendre la vue au malade.

Enfin nous signalerons comme pouvant compliquer le diagnostic de la cataracte, l'opacité de la cornée; mais si elle n'est pas assez grande pour masquer la cataracte, il est impossible d'être induit en erreur; si, au contraire, cette opacité est telle que la cataracte ne puisse être aperçue, il est évident que tant qu'elle existera, il sera complètement inutile de savoir qu'il existe une cataracte.

Pronostic. — Le pronostic a un double but : la connaissance des troubles, des imperfections successives que le développement de la cataracte doit apporter dans la vision, et l'appréciation des chances que peut offrir l'opération.

On peut poser en règle générale que l'opacité du cristallin augmente successivement jusqu'à ce qu'elle ait produit une cécité complète; il arrive cependant, dans quelques cas exceptionnels fort rares, il est vrai, que la maladie s'arrête spontanément ou même disparaisse [illegible] erminaisons heureuses sont surtout observées quand la cause de la cataracte n'est pas de nature à durer toujours et vient à disparaître: telles sont, par exemple, les inflammations vives et répétées, les coups, les chutes, la syphilis, le scorbut, etc.; mais elles arrivent bien rarement quand la cataracte s'est développée spontaném[illegible] : [illegible]s l'influence d'une cause qu'on ne pe[illegible]cier.

Les cataractes stationna[illegible] sont pas très rares : on trouve des individus qui n'ont la conscience d'aucune altération dans les fonctions de la vue et dont l'appareil du cristallin présente, depuis 10, 15 ou 20 ans, une opacité partielle manifeste. Toutes les cataractes sont susceptibles d'éprouver un pareil arrêt dans leur développement, celles mêmes dont la marche a été d'abord des plus rapides.

Les cataractes peuvent disparaître spontanément de plusieurs manières :

Par absorption. — C'est surtout chez les enfans qu'il en arrive ainsi et principalement chez ceux affectés de naissance; les vaisseaux absorbans de la capsule attaquent le cristallin et le font graduellement disparaître, soit en partie, soit en totalité; mais cette membrane résiste le plus ordinairement elle-même à l'action de ces vaisseaux, et continue, par son opacité, d'empêcher ou de troubler, jusqu'à un certain point, l'acte de la vision. Tantôt elle se contracte en un noyau central, tantôt elle obture la pupille sous la forme d'une espèce de grille, de réseau, présentant des points opaques et des points transparens. Cette absorption peut être très active d'un côté, tout en restant nulle du côté opposé : c'est ce que nous voyons chez un enfant couché, en ce moment, salle Saint-Gabriel.

Par déplacement. — On a vu dans quelques circonstances un cristallin opaque se déplacer brusquement et laisser une voie libre aux rayons lumineux. Ce déplacement peut être consécutif à un mouvement vif et saccadé, ou se développer lentement. Nous l'avons observé quatre fois, et quatre fois nous l'avons vu coïncider avec une dilution du corps vitré, et nous ne savons pas si on l'a observé dans d'autres circonstances. Quand cette dilution existe, le cristallin, n'étant plus maintenu dans son lieu, peut se porter soit dans le corps vitré, soit dans la chambre antérieure, et les conséquences de son déplacement varient suivant la direction qu'il affecte. S'il est poussé dans la chambre antérieure, il est quelquefois facilement résorbé dans un temps assez court. Mais les accidens inflammatoires qu'il détermine sont très intenses et persistent jusqu'à ce que la résorption soit complète. Si, au contraire, il s'est enfoncé dans le corps vitré, les accidens sont nuls ou du moins insignifians; mais, en revanche, il résiste pendant un temps fort long, et souvent pour toujours, à l'action des vaisseaux absorbans, rebondit à chaque mouvement de l'œil en se présentant de nouveau au-devant de la pupille. Nous avons vu un cas dans lequel le cristallin, ainsi déplacé spontanément, a continué de garder sa nouvelle position et a laissé jouir le malade de tous les bénéfices d'une guérison naturelle.

On a dit enfin que certains traitemens généraux avaient fait disparaître des cataractes; cette assertion a été confirmée par quelques hommes de mérite, mais nous n'avons jamais rien vu qui vînt à son appui.

Examinons maintenant les données que nous fournit le pronostic relativement aux chances que l'opération met en faveur du malade. Ces chances varient indépendamment des complications que nous avons signalées, suivant que la cataracte est dure ou molle, capsulaire ou cristalline.

La Cataracte dure est celle qu'il est le plus facile d'abaisser en masse et dont le pronostic, en définitive, est le plus favorable. Quand elle est très dure, il est vrai, le cristallin offre une grande résistance à l'action des vaisseaux absorbans, et peut agir comme corps étranger sur les parties avec lesquelles il est mis en contact. Ces deux circonstances feraient préférer l'extraction à l'abaissement, si les accidens presque inévitablement attachés à la première de ces opérations n'en rendaient pas le succès si douteux.

La Cataracte capsulaire présente plus de difficultés dans l'opération et ne laisse pas autant de chances de succès. Presque toujours, en effet, la capsule est déchirée et laisse en place des fragmens qu'il faut arracher à l'aide des pinces ou de la curette, quand on fait l'extraction, ou qui nécessitent une seconde opération quand on pratique l'abaissement.

La Cataracte laiteuse oppose à l'opération des obstacles bien plus graves encore. Lors, en effet, qu'avec des précautions extrêmes, le chirurgien a pu glisser son aiguille entre l'iris et la capsule, sans léser celle-ci, et qu'arrivé à la partie supérieure du cristallin, il essaie de le déprimer, il échoue presque toujours dans ses tentatives d'abaissement en masse. La capsule, affaiblie en raison de sa distention par l'humeur qu'elle contient, n'a pas la force de résister à la pression de l'aiguille; elle se déchire, et subitement un nuage épais et blanc vient obturer la pupille et annoncer l'effusion du liquide de MORGAGNI hors de son enveloppe. Rarement ce nuage est assez léger pour que le chirurgien puisse, sans imprudence, continuer l'opération; il doit, dans l'immense majorité des cas, l'interrompre, sous peine de produire les accidens les plus graves : tels que la lésion de l'iris, de la rétine, le passage du cristallin dans la chambre antérieure. Ce dernier accident nous est arrivé une fois; les suites ont été une inflammation des plus intenses qui n'a cédé qu'après un an; mais au bout de ce temps le cristallin ayant été entièrement résorbé, la vue s'est rétablie.

La Cataracte capsulo-lenticulaire offre ceci de désavantageux, qu'ayant d'ordinaire un volume considérable, elle vient s'appuyer contre l'iris et ne permet que difficilement à l'aiguille de passer au-devant d'elle, d'où résulte plus de dangers de léser le disque iridien.

Les Cataractes purulentes, branlantes, siliqueuses, adhérentes, ne sont en général, pour l'opérateur, que des occasions d'insuccès.

Examinons maintenant deux ordres de conditions, dont l'influence sur l'opération de la cataracte mérite un examen attentif; elles ont trait les unes à l'état particulier de l'œil, et les autres à la disposition générale du sujet. Les complications dont l'œil est spécialement le siège constituent toujours une circonstance défavorable, mais elles n'ont pas toutes une égale importance. C'est ainsi que nous trouvons certaines affections dont l'existence est une contre-indication des plus formelles : telles sont l'amaurose, le glaucôme, l'atrophie de l'œil, l'opacité complète de la cornée, etc., tandis qu'il en est d'autres qui se bornent à réclamer une attention plus minutieuse de la part du chirurgien ou le choix d'un procédé particulier : telles sont, par exemple, les adhérences de l'iris dont nous avons déjà parlé; telles sont les inflammations aiguës des diverses parties de l'œil contre lesquelles toutes les médications indiquées par la thérapeutique doivent être dirigées; et l'opération ne sera pas entreprise avant que cette affection locale n'ait disparu. Mais l'inflammation *chronique* d'une des parties de l'œil, alors qu'elle a résisté à tous les moyens par lesquels elle a été combattue, doit-elle être considérée comme une contre-indication absolue, et doit-elle priver le malade des bénéfices de l'opération? Nous avons opéré bien souvent des malades affectés de conjonctivite chronique avec renversement des paupières, et les suites de l'opération ne nous ont pas paru plus fâcheuses; dans ce moment même, nous avons au n° 20 de la salle Saint-Gabriel, un malade que nous avons opéré, bien qu'il présentât une conjonctivite chronique des plus marquées, et sur lequel nous avons obtenu l'un de nos plus beaux résultats de cette année. La dilution du corps vitré constitue, pour la plupart des ophthalmologistes, une contre-indication formelle à l'opération; mais nous ne partageons pas cette manière de voir, et tout en avouant que les probabilités ne sont pas en faveur du succès, d'un succès complet spécialement, nous croyons qu'on ne doit pas reculer devant une opération, dans laquelle, après tout, on n'a rien à compromettre.

L'état général du sujet exerce sur l'opération de la cataracte une influence qu'on ne saurait révoquer en doute, si le malade est affecté de syphilis, de scorbut, de scrofules, on doit d'abord combattre ces diathèses; s'il est atteint d'une maladie dont on ne puisse pas se promettre de triompher, et qui favorise le développement de l'inflammation en d'autres parties, comme le rhumatisme, la goutte, etc.; ou bien, s'il est sujet à des affections intermittentes, dont le retour irrégulier ne peut être ni combattu, ni prévu; comme des congestions cérébrales, des érysipèles à la face, etc., on doit se conformer aux deux règles suivantes : 1° choisir, pour opérer, l'une des époques où le malade est *ordinairement* débarrassé de son affection; 2° insister, après avoir opéré, sur les saignées de précaution, et combattre avec énergie les accidens qu'on n'a pu prévenir; en agissant de cette manière, on arrive encore à d'heureux résultats.

L'on doit enfin considérer comme exerçant une très grande influence sur les résultats de l'opération, l'intelligence et la docilité du sujet.

L'on a bien souvent agité la question de savoir à quel âge il convient d'opérer les sujets affectés de cataracte congéniale. Les uns veulent qu'on opère peu de temps après la naissance, les autres pensent qu'il est plus avantageux d'attendre que le petit malade ait atteint l'âge de raison. Il est des inconvéniens attachés à l'une et l'autre de ces manières d'agir. Quand on veut opérer chez de très jeunes enfans, on ne peut jamais obtenir d'eux qu'ils tiennent leurs yeux immobiles; dans quelques cas même, ces organes sont pris de mouvemens spasmodiques et se portent successivement et avec rapidité dans tous les sens; d'un autre côté, en reculant l'opération, leurs yeux restent plus long-temps étrangers à l'impression de la lumière, et leur éducation, après l'opération, sera excessivement difficile.

Pour nous, nous pensons qu'il n'est pas prudent d'opérer avant la quatrième année, parce que, avant cette époque, la vie n'étant pas encore très assurée, l'opération pourrait avoir de funestes conséquences.

Traitement.— Il est généralement admis qu'on ne peut guérir la cataracte que par une opération; mais il s'est trouvé de tout temps des médecins qui ont cherché à obtenir le même résultat par des moyens d'une autre nature. Ces tentatives ont été parfaitement appréciées par Celse, qui a dit qu'elles ne sont suivies de succès que dans des cas extrêmement rares, et alors seulement que la cataracte est encore à son début. Les moyens que l'on a employés pour arriver à ce résultat sont extrêmement nombreux; ainsi l'on a préconisé: 1° les *narcotiques:* belladone, aconit, ciguë, opium, etc.; 2° les *stimulans* : quinquina, pulsatile; 3° les *antiphlogistiques ;* 4° les *révulsifs :* séton, moxas, cautérisation, d'une part; purgatifs, émétique, de l'autre; l'émétique a été particulièrement employé, soit à dose élevée, soit à doses directement vomitives, ou bien encore, dissous dans l'eau de laurier-cerise, et appliqué sur l'œil; 5° les *spécifiques*: anti-syphilitiques, anti-scrofuleux, anti-scorbutiques; 6° L'*électricité* que quelques hommes de mérite ont cru douée d'une certaine vertu qui n'est justifiée que par quelques faits; enfin, la poudre de *cloporte* que Demours croit avoir vu réussir, et une foule d'autres moyens que nous ne citerons pas, parce qu'ils semblent lutter de ridicule et de bizarrerie. Chacun de ces moyens aurait une vertu presque miraculeuse, si on s'en rapportait au dire de ceux qui les ont proposés ou vantés; mais leur valeur se trouve singulièrement rabaissée quand on les étudie avec un esprit impartial et sévère.

Pour faire une appréciation de ces agens thérapeutiques, il importe de rappeler ce que nous avons dit sur la marche des cataractes.

Cette marche est progressive dans le plus grand nombre des cas, mais on voit aussi quelquefois la cataracte rester stationnaire pendant un temps souvent fort long, ou même disparaître spontanément. Il n'est donc pas impossible que des cataractes aient été arrêtées ou même aient disparu pendant qu'on soumettait à un traitement particulier le malade qui en était affecté; doit-on pour cela attribuer au traitement ce qui n'est que le résultat d'une coïncidence? D'un autre côté nous avons la preuve qu'on donne souvent comme guéris des malades dont l'affection n'a été que palliée: soit, par exemple, un sujet affecté de cataracte cristalline commençante; l'opacité n'envahit que la partie centrale du cristallin, et dans ce cas, nous avons dit que la vision du malade était sous la dépendance immédiate des mouvemens de l'iris. Qu'on administre alors au malade de la belladone, de la jusquiame, de la ciguë, etc., de manière à maintenir sa pupille dans un état de dilatation continuelle, les rayons lumineux arriveront au fond de l'œil, à travers l'espace compris entre la pupille et le centre opaque du cristallin, le malade verra et sera persuadé qu'il est guéri ou qu'il marche rapidement vers une guérison certaine; mais qu'on suspende un instant l'emploi des narcotiques, la pupille se contractera, et la faculté de voir sera de nouveau perdue pour le malade. Et d'ailleurs il n'est pas rare de voir de ces guérisseurs de profession prendre pour une cataracte une affection tout-à-fait différente, et se procurer une victoire facile, en dissipant une maladie qui n'existe pas. Nous avions confié à un de ces praticiens, il y a quelques années, une partie des malades que nous avions à l'Hôtel-Dieu; il n'obtint pas un seul succès sur ceux qui étaient réellement affectés de cataracte, et que nous lui avions donnés comme tels; mais il nous signala, dans notre service, quelques malades sur lesquels il croyait pouvoir affirmer que son traitement serait efficace; malheureusement un examen attentif nous démontra d'une manière évidente qu'aucun de ces malades n'était affecté de cataracte; il prenait pour une opacité du cristallin ce trouble jaunâtre du fond de l'œil qui se manifeste si souvent au début de l'amaurose. Cette erreur, que les hommes peu versés en ophthalmologie commettent fréquemment, explique assez les succès qu'on a obtenus dans les cas analogues. On conçoit très bien, en effet, que l'on modifie avantageusement une amaurose commençante à l'aide d'un traitement révulsif aussi énergique que celui de M. Gondret, par exemple (cautérisation syncipitale, vésicatoires, ammoniaque en application, voire même en instillation). Non seulement on fera disparaître par ce moyen l'inflammation sourde qui peut être la première cause de l'amaurose, mais on stimulera la rétine, et on la rendra plus sensible aux rayons lumineux. C'est aussi dans ces cas qu'on s'est quelquefois bien trouvé des lunettes à courbures très prononcées, qui projetaient au fond de l'œil une plus grande quantité de lumière.

La cataracte peut toutefois être avantageusement combattue par un traitement général, dans les cas où elle est symptômatique d'une affection générale, contre laquelle on peut diriger un traitement efficace; on conçoit, en pareille occurrence, la puissance des spécifiques. — A plus forte raison peut-on espérer de réussir quand la cataracte est traumatique, ou qu'elle est consécutive à une inflammation obscure et profonde de l'œil ou de la capsule; c'est dans des circonstances pareilles que les antiphlogistiques, les excitans, les révulsifs, seuls ou combinés, peuvent avoir d'heureux résultats.

En résumé, si nous ne regardons pas comme absolument impossibles les guérisons de la cataracte par d'autres moyens que l'opération, nous les considérons, du moins, comme excessivement rares; nous sommes confirmés dans cette opinion : 1° parce que nous n'avons jamais vu guérir sans opération un seul des malades que nous avons fait soumettre au traitement des hommes qui exploitent cette spécialité; 2° parce que l'ayant nous-même essayé, nous n'avons obtenu aucun résultat; 3° parce que nous ne connaissons aucune observation authentique de guérison pareille; 4° parce qu'on a souvent pris pour des cataractes des maladies qui n'en étaient pas; 5° enfin, parce que nous avons eu fréquemment à opérer des malades qui avaient été donnés pour guéris.

Il faut donc en définitive avoir recours à une opération; mais ici se présentent plusieurs questions que nous devons examiner. Lorsqu'un individu est affecté d'une seule cataracte ou même de deux cataractes, mais dont une est incomplète; en d'autres termes, lorsqu'un cataracté a encore un œil qui peut suffire à ses besoins, doit-on opérer?

Si on se rendait aux vœux des malades, on opérerait dans beaucoup de cas, car les uns veulent remédier à une difformité et les autres recouvrer une vue complète. Beaucoup de praticiens se refusent à l'opération, dans la crainte que l'inflammation qui en sera le résultat, s'étendant à l'œil qui peut encore servir, n'augmente l'opacité déjà commençante ou n'en détermine là où il n'y en avait pas, et ne rende par conséquent complètement aveugle le cataracté dont un œil pouvait suppléer celui dont la vue était perdue. D'autres encore se refusent à pratiquer l'opération, parce qu'après l'extraction du cristallin, les deux yeux ne pouvant plus être de foyers égaux, la difformité produite par la cataracte est remplacée par un strabisme incurable.

Ces craintes nous paraissent exagérées. Quand nous avons fait des opérations de cataracte d'un seul côté, et c'est ce qui nous arrive toutes les fois que nous opérons des individus qui en ont deux, jamais nous n'avons vu l'inflammation s'étendre de l'œil opéré à celui qui ne l'était pas. D'un autre côté, nous avons vu plusieurs fois Dupuytren opérer des cataractes bornées à un seul œil, et l'opération n'être jamais suivie de strabisme; nous avons nous-même opéré plusieurs fois dans les mêmes circonstances, sans qu'il survînt aucun des accidens que nous avons signalés.

Et cependant nous avons abandonné cette pratique; non que nous redoutions de voir l'inflammation de l'œil opéré s'étendre à l'œil sain, mais parce que nous concevons très bien les inconvéniens qui pourraient résulter de la portée inégale des deux yeux, bien que nous ne les ayons jamais observés. Toutefois, dès que le second œil est pris manifestement, nous n'hésiterions pas à faire l'opération, si des circonstances majeures forçait un malade à réclamer nos soins.

Chez un individu affecté de deux cataractes,

doit-on opérer les deux yeux le même jour? On a avancé pour soutenir l'affirmative, la crainte que par suite de la sympathie étroite qui lie les organes de la vision entr'eux, l'inflammation, en cas qu'il en survînt, ne se portât de l'œil opéré sur l'autre avec une égale intensité. — Il est évident que si une pareille appréhension était fondée, il y aurait de l'avantage à opérer les deux yeux le même jour; car alors on n'exposerait ces deux organes qu'une seule fois aux dangers de l'inflammation; tandis que les opérant à des époques différentes, chaque opération pourrait occasioner les mêmes accidens; ce serait donc les exposer deux fois tous les deux. Mais la pratique de Dupuytren a mis hors de doute qu'en agissant ainsi, l'inflammation était beaucoup plus violente, et que l'un des deux yeux s'en chargeant seul, sauvait l'autre à ses dépens; tandis qu'on pouvait les conserver plus sûrement tous les deux en les opérant successivement. Cette pratique est aussi la nôtre : et si vous nous voyez mettre un temps quelquefois très long entre les deux opérations, c'est que nous préférons, lorsque la vue est rendue d'un côté, que les malades puissent bien se remettre des fatigues du repos au lit et de la diète sévère auxquels nous les condamnons après une première opération. De cette manière ils sont mieux disposés pour subir la seconde.

Dans l'opération de la cataracte, on peut se

proposer trois buts différens, et cela constitue autant de méthodes :

1° Extraire le cristallin et sa capsule à travers une ouverture pratiquée sur les enveloppes de l'œil (*extraction*); 2° les détourner de l'axe de l'œil, et les placer dans une position telle qu'ils n'arrêtent point les rayons visuels dans leur marche (*abaissement*); 3° les attaquer et les broyer en place (*broiement*).

Chacune de ces trois méthodes peut éprouver une foule de modifications, mais qui sont toutes secondaires, et constituent des procédés et non des méthodes. C'est ainsi que, pour l'abaissement, on peut porter l'aiguille un peu plus ou un peu moins au-dessous du diamètre transversal de l'œil; c'est ainsi que, pour l'extraction, on peut inciser en bas ou en haut, etc., porter son instrument sur la cornée ou sur la sclérotique; c'est ainsi que, dans le broiement enfin, on peut arriver au cristallin, par la cornée ou par la sclérotique.

Quand on a décidé qu'une opération sera faite, on doit soumettre le malade à une préparation en rapport avec l'état local et l'état général. On s'appliquera à faire disparaître toutes les complications qui pourraient exister : si le sujet est pléthorique, on diminuera par une saignée préventive toute disposition à inflammation; s'il est constipé, on lui fera prendre, avant l'opération, un purgatif; enfin on attendra pour opérer que le temps soit doux et serein. On a prétendu que l'application d'un vésicatoire à la nuque pouvait avoir une influence des plus heureuses sur les suites de l'opération. Nous professons à cet égard une opinion diamétralement opposée. Le vésicatoire, en effet, ne peut être appliqué que plusieurs jours avant l'opération, peu de temps avant qu'elle soit faite, ou immédiatement après elle. Dans le premier cas, l'irritation révulsive qu'il produit est calmée, l'organisme y est habitué; son effet est donc nul; lorsqu'il est appliqué peu de temps avant ou après l'opération, il ne se borne plus à être insignifiant, il devient nuisible, soit en appelant une congestion ou une irritation vers la tête, soit en augmentant celles qui sont le résultat presque inévitable de l'opération. Si le vésicatoire peut être utile après une opération de cataracte, ce ne peut être que lorsque l'inflammation produite par celle-ci a perdu de son intensité. Toutes ces précautions, d'ailleurs, ne sont pas d'une absolue nécessité, on les néglige souvent sans qu'il en résulte aucun dommage pour le malade; mais il en est une qui doit être soigneusement prise; car elle rend l'opération plus facile et moins dangereuse à la fois; c'est l'application de l'extrait de belladonne. — On en instille ordinairement une goutte entre les paupières; mais cette pratique est mauvaise parce que la belladonne irrite la muqueuse oculaire, détermine son injection, et prédispose l'œil aux inflammations que l'opération peut produire. Nous préférons appliquer la belladonne en frictions autour de l'orbite, ou l'introduire, à l'aide d'un petit bourdonnet de charpie, dans la narine du côté de l'œil qui doit être opéré. On pourrait encore l'administrer à l'intérieur, à la dose de un ou deux grains; mais de cette manière son action n'est pas tout-à-fait aussi énergique et parfois elle enivre le malade. L'extrait, privé de fécule, est préférable à l'autre, en ce qu'il est moins irritant. — Contradictoirement à l'opinion des modernes, les anciens pensaient qu'il pouvait y avoir des inconvéniens à dilater la pupille; de tous ces inconvéniens il n'en est qu'un seul qui nous paraisse fondé; c'est la facilité que l'on donne au cristallin de passer dans la chambre antérieure; mais cet accident, auquel on remédie aisément, n'arrive d'ailleurs que dans des cas assez rares, et se trouve largement compensé par la facilité que la dilatation de la pupille donne à l'opérateur : 1° de voir constamment le jeu de son aiguille, ce qui lui permet d'éviter les lésions de l'iris ou des enveloppes de l'œil; 2° d'embrasser tout l'espace qu'occupait le cristallin, de manière à ce qu'aucun lambeau de capsule ne puisse lui échapper et rester en place. Il est vrai que quand on opère par extraction, une dilatation considérable de la pupille peut favoriser l'issue du corps vitré et faire vider l'œil; mais dans toute extraction sagement pratiquée, l'évacuation du corps vitré n'est à redouter que lorsque celui-ci se trouve en état de dilution, et nous avons donné les moyens de reconnaître cette altération qui constitue une contre-indication des plus formelles à ce mode opératoire. Lorsque l'œil est sain et l'opération bien faite, il n'y a qu'avantage à ce que la pupille soit dilatée, puisque cela permet au cristallin de sortir promptement et sous la plus légère pression. Mais c'est surtout quand on opère par kératonixis qu'on voit tous les avantages qu'il y a à dilater largement la pupille; alors, en effet, il est facile, tout en respectant l'iris, de broyer tout le cristallin, ou de détacher du feuillet antérieur de sa capsule un fragment circulaire d'une grande étendue. L'ensemble de ces raisons nous fait admettre qu'il est toujours avantageux de dilater la pupille.

Toutes les fois que les circonstances le permettront, on devra placer le malade dans une chambre où il sera seul, éloigné de tout bruit et dans l'obscurité; on appliquera sur ses yeux un bandeau qui retombera jusqu'à la lèvre supérieure et dans l'épaisseur duquel on pourra placer un morceau de taffetas noir ou vert; mais il faudra avoir soin qu'il n'exerce aucune compression.

Les opérations de cataracte, toutes choses égales d'ailleurs, ne sont pas, à beaucoup près, suivies des mêmes résultats aux différentes époques de l'année. C'est donc une chose très importante que le choix du temps où l'on doit opérer. L'hiver et l'automne sont des saisons très peu favorables; les ophthalmies très nombreuses qui règnent pendant leur durée ne peuvent que constituer des complications dangereuses. Le printemps et l'été conviennent beaucoup mieux; encore est-il indiqué de ne pas opérer toutes les fois que la chaleur est extrême, l'atmosphère chargée d'électricité, le temps variable, etc. Ces conditions, en effet, sont très défavorables; car on voit souvent se développer, pendant les chaleurs excessives de l'été, des épidémies d'ophthalmies qui revêtent surtout le caractère muqueux, et qui pourraient compromettre le succès des opérations.

Nous avons dit, plus haut, qu'il y avait trois méthodes pour opérer la cataracte : 1° l'abaissement; 2° l'extraction; 3° la kératonixis : nous allons successivement les passer en revue.

1° *Abaissement.* Les instrumens dont on se sert pour abaisser la cataracte sont des *aiguilles*, qui présentent, à considérer, une pointe, une tige et un manche. Les différences qui existent dans ces instrumens, portent spécialement sur la forme de la pointe; la tige et le manche sont à peu près les mêmes dans tous.

Le *manche* a trois pouces ou trois pouces et demi de longueur; il présente la forme d'un prisme octaédrique. Celle de ses faces qui correspond à la convexité de l'aiguille est marquée d'un point dont la couleur diffère de la sienne, et qui a pour but de rappeler au chirurgien la direction des bords et des faces de l'aiguille, lorsque, plongée dans la chambre postérieure, elle est masquée par l'iris.

La *tige* a environ un pouce de longueur et présente la forme d'un cône très allongé. On a attribué à cette forme l'avantage de prévenir la sortie des humeurs de l'œil, le long de la tige de l'instrument, pendant les divers mouvemens nécessaires pour exécuter l'opération. — Il paraît évident en effet qu'en faisant pénétrer dans la plaie qui divise les enveloppes de l'œil, un corps d'un volume successivement croissant, celle-ci sera mieux bouchée qu'elle ne le serait par un corps cylindrique; et pourtant la moindre réflexion suffira pour vous faire concevoir, non seulement que les aiguilles à tige conique, n'ont pas l'avantage qu'on leur attribue, mais encore que souvent elles favorisent l'accident qu'elles sont destinées à prévenir.

Il est clair, par exemple, que par cela même qu'elles sont coniques, elles se présentent d'abord à la plaie sous un volume incapable de la remplir, et que, jusqu'à ce qu'elles soient suffisamment engagées, la sortie des humeurs n'est pas prévenue.

Il est clair encore qu'une fois que la tige remplit la plaie, elle ne peut continuer de la fermer qu'à la condition de n'éprouver aucun mouvement rétrograde dans aucun temps de l'opération; or, vous savez que dans beaucoup de cas, cela est tout-à-fait impossible. — Enfin cette forme présente un inconvénient beaucoup plus grave que ceux que nous venons de signaler et sur lequel j'appellerai votre attention. Une fois que la tige est arrivée au point de remplir la plaie, on ne peut la porter plus avant, ainsi que cela devient souvent nécessaire, sans que le cône qu'elle représente n'exerce une pression considérable sur les bords de la solution de continuité qui se trouvent distendus, dilacérés et contus en proportion. — Beaucoup d'inflammations consécutives à l'opération de la cataracte par scléroticonixis ou kératonixis ne reconnaissent pas d'autre cause.

Remarquez, du reste, que la sortie des humeurs de l'œil est un accident qui n'est ni aussi grave, ni aussi commun qu'il le semblerait d'après les précautions qu'il a suggérées; la viscosité de l'humeur vitrée la rend presque impossible quand on pique la sclérotique; on sait encore que la sortie d'une certaine quantité de cette humeur ou de l'humeur aqueuse rend moins forte l'inflammation consécutive; la ponction de la cornée est même un moyen préconisé contre les inflammations violentes du globe oculaire, de sorte qu'en définitive, ce n'est que dans l'opération de la kératonixis qu'il serait important de prévenir la sortie de l'humeur aqueuse pour éviter que, l'iris et la cataracte venant s'appliquer contre la cornée, l'opérateur ne se trouvât dans l'impossibilité de continuer l'opération. — La conicité des tiges, n'offrant donc aucun avantage, et rendant moins libres les mouvemens de l'aiguille, doit être rejetée, et nous croyons que celles dont on se sert aujourd'hui doivent être remplacées par des tiges cylindriques, dont le volume doit être calculé de manière à fermer exactement, mais sans tiraillement, l'ouverture faite par les tranchans de l'aiguille.

Parmi les aiguilles à cataractes, il n'en est guère que quatre qui soient employées aujourd'hui : ce sont celles de Beer, Hey, Scarpa et Dupuytren.

Celle de Beer présente ces deux particularités : 1° elle est droite ; 2° elle se termine par un fer de lance rhomboïde à bords tranchans ; chacune de ces particularités entraîne un inconvénient. La pointe étant parfaitement droite ne peut s'appliquer sur le cristallin, dont toutes les surfaces sont convexes, que dans une petite étendue ; or, un contact aussi limité ne saurait se maintenir quand on presse sur le cristallin, et l'aiguille doit glisser en avant ou en arrière. Quant à ses bords tranchans, ils constituent, par leur réunion, des angles saillans qui peuvent blesser l'iris.

L'aiguille de Hey ne nous est connue que par des descriptions fort imparfaites, nous ne l'avons jamais vue, ni en France, ni en Angleterre, et nous sommes très portés à croire que beaucoup des auteurs qui nous l'ont décrite ne l'ont pas vue davantage. Quoi qu'il en soit, il paraît qu'elle est courbe et qu'elle se termine, non comme les autres, par une pointe, mais par un tranchant semi-circulaire, semblable à celui d'un ciseau-burin dont les angles seraient arrondis ; cette aiguille, qui est fort peu connue, est encore moins employée; n'attaquant la scléro-tique que par un large tranchant, elle ne peut entrer que par pression, ce qui est un grand in-convénient.

Les aiguilles de Scarpa et de Dupuytren sont d'un usage plus général. La première est termi-née par une pointe pyramidale, triangulaire, fortement courbée sur elle-même; sa face con-cave est divisée dans toute sa longueur en deux parties égales par une crête mousse; ses bords latéraux sont tranchans.

L'aiguille de Dupuytren présente une tige co-nique surmontée par une lame ovalaire légère-ment courbe, et dont l'extrémité libre est acérée. Elle diffère de celle de Scarpa : 1° par sa cour-bure qui est de beaucoup plus faible; 2° par l'ab-sence d'arête à sa partie concave.

Si maintenant nous comparons les avantages et les inconvéniens de ces deux dernières aiguil-les, nous verrons que celle de Scarpa étant très courbe, ne peut être introduite qu'avec peine et que ses manœuvres dans l'œil sont très diffi-ciles. Elle présente, il est vrai, l'avantage d'enve-lopper le cristallin dans une assez grande éten-due de sa circonférence, ce qui permet de pres-ser plus fortement sur lui; mais cet avantage est contrebalancé par les inconvéniens qui résultent de la présence d'une arête à sa face concave. Cette arête, en effet, est formée de deux plans obliques sur l'un desquels la cataracte glisse si elle est dure, et pour peu qu'elle soit molle, elle sera inévitablement entr'ouverte. Le seul avantage réel de cette aiguille résulte de la facilité qu'elle donne pour accrocher les fragmens de la capsule qui restent en place après l'abaissement.

L'aiguille de DUPUYTREN, à cause de son faible degré de courbure, est facilement introduite et mue dans l'œil; sa courbure lui permet de s'adapter à une assez grande partie de la circonférence du cristallin, et l'absence d'arête à sa face concave lui permet de s'appuyer sur le cristallin par une grande surface, et de le déprimer avec facilité. L'on voit en résumé qu'elle présente à peu près tous les avantages de celle de SCARPA, sans avoir aucun de ses inconvéniens; aussi est-elle généralement adoptée; cependant nous devons dire qu'elle lui est inférieure toutes les fois qu'il faut détacher des lambeaux de la capsule, ou détruire une cataracte membraneuse.

Lorsque le malade a été préparé pour l'opération, il s'agit de le mettre dans une position commode pour lui et pour le chirurgien. La plupart des ophthalmologistes ont l'habitude d'opérer assis, le malade étant placé vis-à-vis d'eux, sur un siège moins élevé que le leur. A leur côté se trouve un tabouret sur lequel ils posent le pied correspondant à la main qui doit opérer. Le genou, de cette façon, se trouve assez élevé pour prêter au coude un appui solide. DUPUYTREN avait l'habitude d'opérer au lit; il évitait ainsi les secousses et les chocs auxquels le malade est exposé quand il regagne son lit après l'opération;

il avait de plus l'avantage de maintenir très facilement le corps et la tête du malade dans une position immobile; mais il lui était excessivement difficile de se procurer un jour convenable : dans presque tous les cas, il était obligé d'avoir recours à la lumière artificielle qui, non-seulement éclairait moins bien que la lumière solaire, mais encore produisait sur l'œil des reflets qu'il était difficile d'empêcher ou d'éluder. — Quant à nous, notre habitude est d'opérer debout, le malade étant assis sur une table. Nous trouvons que dans cette position nos mouvemens sont plus libres, que nous pouvons nous approcher plus près du sujet, plonger avec aisance notre vue au fond de son œil, l'examiner dans un grand nombre de directions, apercevoir la position que nous donnons au cristallin, reconnaître et abaisser avec facilité tous les lambeaux de la capsule.

Une des précautions les plus importantes, c'est le choix d'un jour convenable. Il se forme fréquemment sur les faces antérieures du cristallin et de la cornée des reflets brillans et blanchâtres qu'il est souvent très difficile d'éviter et qui entravent singulièrement l'opération; ils produisent un effet, semblable à celui d'un miroir qui serait appliqué sur l'œil du malade; le chirurgien ne voit pas les objets situés en arrière, et sa vue, gênée par la reflection des rayons lumineux, n'apprécie qu'avec peine l'état des parties voisines.

Quand on opère près d'une fenêtre, le malade doit être placé dans une position telle que l'œil affecté se trouve entre la fenêtre et la main qui doit opérer ; l'on évite de cette manière l'ombre que la main ne manquerait pas de projeter sur l'œil.

Tous ces préparatifs achevés, il n'y a plus qu'à fixer l'œil dans une position convenable. On peut atteindre ce but de plusieurs manières.

Les mouvemens de l'œil, sur lequel on n'opère pas, sont constamment reproduits par l'œil à opérer ; aussi doit-on les prévenir par tous les moyens possibles. Une bande appliquée sur lui suffit dans beaucoup de cas, mais souvent aussi l'indocilité du malade, des mouvemens involontaires et comme convulsifs, rendent quelquefois ce moyen peu efficace. Quelques praticiens ont conseillé, dans ces cas, d'appliquer sur l'œil qu'on ne doit pas opérer un plumasseau de charpie qui l'enveloppe exactement et le tient immobile sous la pression légère qu'exerce la bande. On a de plus inventé une foule d'ophthalmostats. Il est à peine quelques oculistes qui n'en aient un particulier ; mais tous ces appareils ont l'inconvénient de comprimer l'œil, de l'irriter, de le contondre ; ils sont tous avantageusement remplacés par l'élévateur de la paupière, récemment inventé par M. Caffe, et que nous employons journellement. Cet instrument consiste en un manche, surmonté d'une tige qui, simple d'abord, finit par une bifurcation, dont les deux branches de division sont divergentes, puis se réunissent pour constituer une espèce d'ovale allongé. Ces deux branches sont régulièrement coudées près de leur extrémité, de manière à former un bec dont le sommet est convexe. Pour se servir de cet instrument, on prescrit au malade de fermer doucement les paupières; on applique le bec convexe sur la face cutanée de la supérieure, à une demi-ligne de la rangée des cils, et on élève l'instrument de manière à remonter la paupière sous la voûte de l'orbite. Quoique nous nous servions souvent de cet élévateur, nous lui préférons, ainsi qu'à tous les ophthalmostats, le doigt d'un aide, qui est moins douloureux pour le malade, et plus commode pour l'opérateur, dont il peut exécuter toutes les indications. L'aide se place derrière le malade, de manière à le dominer de toute la partie supérieure du tronc; celle de ses mains qui correspond à l'œil qu'on ne doit pas opérer est placée sous le menton du malade, l'autre appuyée sur le front, est destinée à élever la paupière supérieure. L'une et l'autre fixent la tête du malade contre la poitrine de l'aide. Pour élever la paupière, on prescrit au malade de fermer doucement les yeux; l'index et le médius appliqués sur le bord libre de la paupière supérieure la ramènent doucement en haut. Quand cette paupière a été séparée de l'inférieure, la pulpe du doigt est recourbée de manière à former un crochet qui relève son bord libre. L'index devra toujours être appliqué à l'union du tiers interne avec les deux tiers externes de la paupière. Dans cette position, les doigts gênent beaucoup moins l'opérateur, qui agit sur la face externe de l'œil; de plus, ils avertissent continuellement l'œil par leur contact qu'il ne doit pas se porter en dedans. Quand le malade est indocile, on peut même appliquer la pulpe du doigt sur le globe oculaire lui-même et s'en servir pour le fixer.

La paupière inférieure est abaissée par le chirurgien, qui emploie pour cela l'index et le médius, ou le médius et l'annulaire de la main qui ne tient pas l'aiguille. Quand il juge à propos de fournir un point d'appui à son aiguille, avec l'index de la main qui n'opère pas, la paupière ne peut être abaissée que par le médius et l'annulaire.

L'aiguille est tenue entre les trois premiers doigts, comme une plume à écrire; les deux derniers prennent, au moment de l'opération, un point d'appui près de la pommette. On ordonne au malade de regarder un peu en dedans et dès que la sclérotique est rendue apparente, on plonge l'aiguille à travers cette membrane, en alongeant les doigts que l'on tenait fléchis.

Quel est le point par où l'on doit pénétrer dans l'œil? Il peut varier quant au diamètre antéro-postérieur de cet organe, et quant à son diamètre vertical. C'est ainsi que certains auteurs, trouvant plus commode pour l'opérateur d'arriver directement sur le cristallin, ont conseillé de piquer la sclérotique à une demi-ligne de la cornée; d'autres, craignant de léser les procès ciliaires ont placé leur point d'élection à trois ou quatre lignes en arrière de la cornée. Mais les uns et les autres ont exagéré les dangers du procédé qu'ils voulaient proscrire et les avantages de celui qu'ils désiraient faire adopter. Il ne faut pas piquer trop en arrière, parce que l'aiguille ne peut être portée sur le cristallin qu'en suivant une direction très oblique et qu'elle peut être arrêtée dans ce mouvement par la saillie de l'apophyse orbitaire externe; il ne faut pas plonger son aiguille trop près de la cornée, parce qu'on pourrait léser l'iris et les procès ciliaires. On choisira donc un moyen terme entre les points assignés par les auteurs que nous venons de citer et l'on introduira l'aiguille à une ligne et demie ou deux de la cornée. — Quant au diamètre vertical, on sait qu'il est coupé perpendiculairement à égale distance de ses deux extrémités par l'artère ciliaire qu'il est important de ménager; on l'évitera donc en piquant, soit au-dessus, soit au-dessous du diamètre transversal de l'œil. Mais la saillie de l'arcade orbitaire peut rendre très difficile l'introduction de l'aiguille à la partie supérieure de l'œil, et cet instrument, arrivant de haut en bas sur le cristallin, lui présentera sa pointe, le traversera et ne parviendra que très difficilement à l'abaisser. On évitera ces deux inconvéniens en introduisant l'aiguille à une ligne au-dessous du diamètre transversal de l'œil.

L'aiguille est approchée de l'œil dans une position telle que sa face convexe regarde en haut, et sa face concave en bas. Pour qu'elle arrive perpendiculairement sur la sclérotique, on est obligé d'abaisser son manche vers l'angle de la mâchoire, et on le relève à mesure que sa pointe pénètre dans l'œil. Quand les membranes d'enveloppes sont traversées, on abaisse de nouveau le manche de l'aiguille et on enfonce de bas en haut et de dehors en dedans; de cette manière on arrive à la partie supérieure du cristallin, sur laquelle on applique la face concave de l'aiguille. Il faut alors rompre les adhérences qui peuvent unir le cristallin à l'iris. On atteint ce but en promenant l'aiguille de haut en bas sur la face antérieure du cristallin, contre laquelle sa face concave reste toujours appliquée. — On reconnaîtra qu'il existe des adhérences entre la capsule et l'iris quand on ne pourra porter l'aiguille de haut en bas sans un léger effort, quand on verra l'iris se porter en arrière, présenter, dans les points correspondans, à l'aiguille, de petits enfoncemens partiels et conoïdes, qui disparaissent brusquement à mesure que les adhérences se rompent. — Quant aux adhérences du cristallin avec le corps vitré, il est à peu près impossible de les diagnostiquer; beaucoup moins résistantes que les autres, elles cèdent presque toujours pendant l'abaissement sans qu'on ait besoin d'agir directement contre elles.

Quand on a détruit les adhérences, on reporte l'aiguille en haut. Si on veut abaisser d'après l'ancien procédé, on la ramène jusqu'à la partie supérieure du cristallin, à la place qu'elle occupait d'abord; mais comme aujourd'hui on combine assez généralement l'abaissement avec la réclinaison, au lieu de reporter l'aiguille jusqu'au sommet du cristallin, on l'arrête à égale distance du centre et du sommet; on remonte alors le manche de l'instrument, et tout en abaissant le cristallin, on le renverse en arrière; on continue de l'enfoncer dans le corps vitré en le poussant à la partie inférieure et externe de l'œil; on évitera soigneusement de l'appuyer trop fortement contre la rétine, car de cette pression pourrait résulter soit une amaurose, soit une rétinité. Lorsqu'on l'a maintenu un instant, on imprime à l'aiguille de légers mouvemens de rotations pour la dégager, et on la retire en lui fesant suivre, mais à rebours, la série de directions qu'on lui avait fait prendre pour l'introduire. Un principe important à suivre dans ce maniement de l'aiguille, c'est de ne lui imprimer aucun mouvement de totalité, on doit toujours la faire mouvoir en bascule, comme un levier du premier genre, dont le point d'appui serait dans la petite ouverture de la sclérotique. Un autre précepte qui n'a pas une moindre valeur, est celui d'opérer lentement. En suivant cette règle, on parvient souvent à abaisser en masse des cataractes molles qui certainement se seraient divisées sous une pression brusque; et en agissant avec précipitation on divise souvent des cataractes dures qui auraient dû être abaissées en masse. Quand on a déprimé le cristallin, on doit rechercher s'il existe des lambeaux opaques de la capsule qui seraient restés en place; si on en trouve, il faut les abaisser avant de retirer l'aiguille. Ceux qui sont adhérens à l'iris devront toujours être attaqués d'avant en arrière par la pointe de l'aiguille, glissée entr'eux et l'iris; de cette manière, on évitera sûrement la lésion de cette membrane. Aussitôt l'aiguille retirée, l'aide laisse tomber la paupière supérieure, on recommande au malade de ne pas ouvrir l'œil, on lui met un bandeau, et on le conduit à son lit, où il sera couché, la tête très élevée à l'aide d'oreillers.

L'extraction de la cataracte est une opération beaucoup moins ancienne que son abaissement. L'on a prétendu cependant qu'elle était connue à une époque fort éloignée de nous, et l'on a cité, à l'appui de cette assertion, la pratique d'Albucalis qui consistait à introduire dans l'œil un tube dont on appliquait une extrémité sur le cristallin et à travers lequel on attirait par succion cet organe au dehors. Mais il y a loin de cette manœuvre informe à l'extraction pratiquée suivant les règles posées par la chirurgie moderne; elle ne pouvait d'ailleurs être mise en usage que dans les cas de cataractes molles, diffluentes, subtiles, comme on disait autrefois.

Ce n'est réellement que dans le siècle dernier qu'elle a été pratiquée et soumise à des procédés réguliers par Saint-Yves, Daviel, J. L. Petit et surtout Wenzel. Depuis lors elle a été adoptée par un grand nombre de chirurgiens, et les prétentions qu'elle élève à sa supériorité sur l'abaissement ne sont pas encore définitivement jugées.

L'extraction exige à peu près les mêmes préparatifs que l'abaissement. Combattre les contre-indications, appliquer de la belladonne, placer le malade dans une position convenable, choisir un jour favorable; tout cela se fera comme nous l'avons indiqué plus haut. Seulement, il est de la plus haute importance que l'aide chargé de relever la paupière supérieure n'exerce aucune pression sur l'œil. Cette pression, en effet, quelque légère qu'elle fût, pourrait vider l'œil immédiatement après la section de la cornée; surtout si dans ce moment il survenait, ce qui a lieu si souvent, une contraction brusque des muscles de l'œil. La crainte de cet accident et la fixité dans laquelle il faut nécessairement maintenir l'œil, ont fait imaginer une foule d'ophthalmostats. Ces instrumens qui ont pour but de fixer l'œil et de tenir les paupières écartées, présentent des inconvéniens que nous avons signalés plus haut et qui, pour l'extraction aussi bien que pour l'abaissement, doivent en faire proscrire l'usage.

L'extraction de la cataracte se compose de trois temps : 1° l'incision de la cornée; 2° l'incision de la capsule; 3° l'extraction du cristallin et de son enveloppe. On a employé des instrumens particuliers pour chacun de ces temps; nous allons indiquer les plus usités. L'on se sert pour inciser la cornée de *couteaux* désignés par le nom générique de *kérato-tômes*. Ces instrumens doivent remplir plusieurs conditions : 1° pénétrer facilement à travers la cornée; 2° couper avec promptitude et netteté son tissu; 3° remplir exactement la plaie, à tous les degrés de la section. Ces conditions sont, comme on le voit, relatives à la pointe, au tranchant, et à la largeur de l'instrument.

Le couteau de WENZEL ressemble assez à une lancette à grain d'orge, un peu plus long et un peu moins large cependant que ne l'est ordinairement celle-ci. Ses deux bords sont convexes; mais le supérieur plus gros que l'inférieur, n'est tranchant que dans le sixième antérieur de son étendue, dans les cinq autres il est mousse. Le bord inférieur est mince et tranchant dans toute sa longueur. Cet instrument remplit très bien les deux premières indications que nous avons établies; il pénètre et incise parfaitement la cornée, mais il a le grand inconvénient de ne pas remplir la troisième condition que nous avons exigée; car dès qu'il a pénétré jusqu'au point correspondant à la plus grande convexité de ses bords (et ce point n'est pas très éloigné de sa pointe) il va toujours décroissant et ne suffit plus pour obturer l'incision qu'il a faite; dès lors l'humeur aqueuse se vide, l'iris et la cornée deviennent flasques, s'appliquent sur la lame du couteau, empêchent sa progression et sont facilement coupés au moindre de ses mouvemens.

A cet instrument, on préfère généralement le

couteau de Richter qui présente une lame pyramidale. Son bord supérieur se continue en ligne droite avec le manche, tandis que l'inférieur formant avec le bord précédent un angle à sommet très aigu, est, à sa partie postérieure, séparé du manche par une distance de quatre à cinq lignes. Le bord supérieur n'est tranchant que près de sa pointe, l'inférieur l'est dans toute son étendue. On a fait subir à cet instrument une heureuse modification, en courbant légèrement sa lame sur le plat. Cette courbure, dont la convexité répond à l'iris, permet de passer au devant de cette membrane sans qu'on soit autant exposé à la léser. — Le seul inconvénient réel qu'il présente, c'est qu'on est obligé d'en avoir un pour le côté droit et un second pour le côté gauche.

Beer employait un couteau qui a, à peu près, la forme de celui de Richter, seulement sa lame est plus courte et convexe sur les deux faces, le dos, tranchant près de la pointe, est arrondi en arrière.

Quelque soit, au bout du compte, l'instrument dont on fasse usage, l'opération est également facile et suivie des mêmes résultats, pourvu toutefois qu'on ait l'habitude de le manier.

Examinons maintenant la manière dont on doit exécuter les divers temps de cette opération.

Premier temps : Incision de la cornée. Nous avons là deux indications importantes à remplir : 1° tailler un lambeau assez large pour ouvrir au cristallin une issue prompte et facile, car, si elle est trop étroite, le cristallin ne cède qu'à des efforts violens de traction qui peuvent entraîner une inflammation des plus graves; 2° conserver au lambeau un pédicule assez large pour fournir à sa nutrition et au travail de cicatrisation dont il va devenir le siège. On satisfait à ces deux indications en divisant la cornée aussi près que possible de la sclérotique, à une demi ligne, par exemple, et en suivant son diamètre. La cornée de cette manière se trouve divisée en deux moitiées, dont l'une, détachée, fournit issue au cristallin, et dont l'autre, adhérente, sert de pédicule nourricier.

Quand on divise la cornée suivant son diamètre transversal, il arrive assez fréquemment que la paupière inférieure s'engage sous le lambeau et met ainsi à la cicatrisation un obstacle invincible en même temps qu'elle provoque une inflammation des plus violentes. Cette complication fâcheuse est connue depuis long-temps ; on réussit assez bien à l'éviter en suivant le précepte de Wenzel, qui conseille de piquer la cornée à une ou deux lignes au-dessus de l'extrémité externe de son diamètre transversal, et de faire sortir l'instrument à la même distance au-dessous de l'extrémité interne de ce même diamètre. De cette manière on obtient un lambeau oblique qui ne correspond à la paupière que par une des extrémités adhérentes, au lieu de lui présenter sa partie la plus mobile. — Quelques auteurs ont porté encore plus loin que Wenzel la crainte de l'accident que nous signalons, et c'est pour l'éviter qu'ils ont conseillé de tailler le lambeau aux dépends de la moitié supérieure de la cornée. — Ce procédé n'a pas été généralement adopté ; par cela seul, peut-être, qu'il est moins commode à exécuter que le procédé ordinaire. Il est cependant mis en usage par des praticiens du plus grand mérite : JAEGER, SCOTT, etc. DUPUYTREN l'avait soumis à quelques épreuves auxquelles il ne donna pas de suite. Nous croyons, quant à nous, que ce procédé ne présente aucun inconvénient et pourrait être avantageusement substitué à l'autre. — On a cité quelques cas, excessivement rares, dans lesquels la paupière supérieure, au lieu de descendre devant la cornée, s'arrêtait au-dessus d'elle ; il est évident que dans ces cas exceptionnels, la paupière supérieure pourrait s'engager sous le lambeau s'il était taillé d'après le procédé à lambeau supérieur ; mais dans ces cas on devrait avoir recours au procédé ordinaire.

Enfin l'on a donné le conseil de couper la cornée aussi perpendiculairement que possible à sa surface. On évite par là ces bords amincis, taillés obliquement en biseau, qui se recoquillent, se plissent, se renversent en dedans et se refusent à tout travail de cicatrisation. Pour atteindre ce but, on saisit le couteau comme une plume à écrire, avec les trois premiers doigts ; les deux derniers prennent point d'appui sur la pommette. Les trois premiers doigts étant fléchis, l'on dirige la pointe de l'instrument vers le lieu d'élection, et, étendant les doigts, on l'enfonce perpendiculairement à la cornée. Le couteau, dans ce moment, est porté en dedans et en arrière, de sorte qu'il atteindrait l'iris si on ne l'arrêtait dès qu'il a pénétré dans la chambre antérieure, ce que l'on reconnaît, à la vue d'abord, et ensuite à la sensation d'une résistance vaincue. On doit alors rapprocher de la tempe le manche du couteau, de manière à ce que sa lame devienne parallèle à l'iris et puisse marcher au-devant de lui sans le léser. Quand la pointe atteint la partie diamétralement opposée à celle par où elle a pénétré, on porte le manche plus en arrière encore, et l'on traverse la cornée d'arrière en avant, presque perpendiculairement à sa surface. On continue alors de pousser le couteau par un mouvement uniforme dans la direction qu'on lui a donnée jusqu'à ce que le lambeau qu'on veut former soit complètement isolé. Il va sans dire qu'on devra toujours maintenir la lame de l'instrument à la même distance de l'iris (demi-ligne environ) et qu'on devra soigneusement éviter tout mouvement brusque et saccadé. Lorsque la section du lambeau est près de se terminer, l'aide abandonne la paupière supérieure et le chirurgien l'inférieure, afin de cesser d'exercer sur le globe oculaire une compression quelconque, ou de lui prêter un point d'appui sur lequel il pourrait venir se heurter au moment où, la section étant achevée, les muscles lui impriment, si fréquemment, un mouvement plus ou moins brusque. Si l'on négligeait ce précepte, on pourrait voir non seulement le cristallin, mais encore une partie plus ou moins considérable de l'humeur vitrée, être projetés au dehors.

Quand on exécute le premier temps de l'opération, il ne faut presser sur la cornée qu'*avec le tranchant* du cératotôme : toute pression avec le *plat* de la lame doit être soigneusement évitée. — Les motifs de ce précepte sont faciles à comprendre : arrive-t-il en effet qu'on appuie l'instrument en arrière? l'*iris* se laisse déprimer dans toute la partie de son étendue qui correspond à la lame, mais il se relève au-dessus et au-dessous de celle-ci, en l'enveloppant dans une sorte de gaîne, et se trouve ainsi exposé à une lésion presque inévitable; vient-on, au contraire, à presser avec son instrument sur la cornée? on la tiraille, on l'irrite, la section devient difficile, beaucoup moins régulière et moins nette. Si, de plus, on ramène le manche en avant, l'œil se trouve porté en dedans, et la pointe de la lame va presque toujours piquer le nez, tandis que, ce mouvement de bascule écartant les lèvres de la plaie, l'humeur aqueuse s'échappe, l'iris et la cornée s'affaissent, deviennent flasques, et s'appliquent contre la lame de l'instrument qui doit alors les blesser avec une extrême facilité.

Les difficultés que ce premier temps de l'extraction présente à l'opérateur, ont fait imaginer plusieurs instrumens destinés à les vaincre. Les principaux sont ceux de GUÉRIN et de DUMONT qui, du reste, se ressemblent assez; ils consistent en un anneau qui embrasse la cornée près de sa circonférence, et qui, tout en maintenant l'œil immobile, présente une surface fixe sur laquelle glisse une lame tranchante que chasse rapidement un ressort. On a attribué à ces instrumens l'avantage de faire une section nette, prompte, et de ne réclamer, pour agir, qu'un instant de repos; mais on peut aussi leur reprocher avec raison de nombreux inconvéniens : la pression qu'ils exercent sur l'œil peut violemment irriter cet organe; si elle n'est pas assez forte, le tranchant de l'instrument ne rencontrera qu'un segment trop étroit de la cornée; il pourra même la labourer dans son épaisseur sans pénétrer dans la chambre antérieure. Si elle est trop forte, au contraire, l'iris peut se trouver sur le passage de la lame et être coupé. L'on doit enfin, tout particulièrement, redouter que la secousse imprimée par l'action si brusque de ces instrumens ne détermine la contraction spasmodique des muscles de l'œil, et, par suite, l'évacuation du corps vitré.

L'instrument de Jaeger est beaucoup plus simple et n'a pas les inconvéniens que nous venons de signaler; mais il est vrai de dire aussi qu'il laisse à l'opérateur beaucoup plus à faire que les instrumens de Guérin et de Dumont; si ces derniers peuvent être très bien employés par une main peu exercée aux opérations délicates, le premier ne peut l'être que par une main habituée à le manier. Il consiste en un cératotôme ordinaire, construit sur les proportions de celui de Beer, et sur la lame duquel est appliquée une seconde lame un peu plus petite, mais de forme analogue et mobile. La face par laquelle se touchent mutuellement ces deux lames est plane, ce qui leur permet de glisser facilement l'une sur l'autre; leur face externe est convexe d'un bord à l'autre; la lame mobile glisse sur la lame fixe de sa base vers sa pointe, au moyen d'un mécanisme tout à fait analogue à celui des canifs dits *à coulisse*. Quand on a traversé la cornée de part en part avec les deux lames réunies, on maintient le manche immobile et on fait glisser celle des lames qui peut se mouvoir sur l'autre; la section se trouve opérée rapidement et sans la moindre secousse. Cet instrument a l'avantage de fixer l'œil en appuyant à plat sur sa face antérieure; il l'empêche de se porter en dedans et met par là le nez à l'abri de toute lésion; il maintient l'iris en arrière de la lame mobile et le soustrait, même quand l'humeur aqueuse est complètement évacuée, aux lésions auxquelles il est exposé avec les autres instrumens. — Nous devons dire que nous avons quelquefois essayé l'instrument de Jaeger et qu'il nous a toujours donné des lambeaux irréguliers, triangulaires, ou carrés; ce qui, du reste, peut tenir moins à l'instrument en lui-même, qu'au peu d'habitude que nous avions de nous en servir.

Quelle que soit la manière dont on exécute ce premier temps de l'opération, on doit quand il est achevé, laisser au malade quelques instans de repos, pendant lesquels il tiendra les paupières fermées. Si on doit opérer les deux yeux dans la même séance, on incise la cornée du second immédiatement après avoir divisé celle du premier et avant d'avoir ouvert sa capsule. Cette précaution est importante ; on sait, en effet, qu'au moment où la lame du couteau traverse la cornée, les muscles de l'œil sont assez fréquemment pris d'une contraction brusque qui se répète synergiquement dans l'autre œil; si ce dernier est privé de la résistance qu'oppose le cristallin et sa capsule, le corps vitré n'ayant presque plus rien qui le retienne pourra subitement s'échapper par l'effet de la plus petite contraction musculaire. On évitera aisément cet accident en divisant les deux cornées avant d'attaquer la capsule; cela fait on peut achever l'opération sur le second œil avant de revenir au premier.

Deuxième temps : division de la capsule. — On a proposé divers instrumens pour opérer cette division. Lafaye avait imaginé son kystitôme pour éviter toute lésion de la cornée ou de l'iris. On sait que ce petit instrument, en tout semblable au pharyngotôme, consiste en une tige fort allongée, tranchante à l'un de ses bouts, et mobile dans une canule très étroite. Daviel employait une aiguille droite terminée en fer de lance. Bon nombre de chirurgiens prennent une aiguille à cataracte; pour nous, nous trouvons qu'il est beaucoup plus simple de faire usage du couteau dont on s'est servi pour le premier temps de l'opération et que l'on tient encore à la main. On soulève le lambeau de la cornée avec son bord dorsal, que nous avons dit être mousse, et, lui imprimant un petit mouvement de bascule, on fait pénétrer sa pointe dans l'ouverture pupillaire. On divise alors la capsule dans un sens ou dans un autre.—Beer faisait à cette membrane plusieurs incisions, les unes horizontales et les autres verticales, qui détachaient, par leurs intersections, de petits lambeaux quadrilatères. Cette pratique est bonne à suivre; les lambeaux qu'elle fournit sont très petits et donnent très rarement naissance à des cataractes secondaires.

Troisième temps : Extraction du cristallin. — Quand ce corps est parfaitement libre et que la cornée et la capsule ont été convenablement divisées, son extraction peut s'opérer spontanément, sans qu'on ait besoin de la solliciter par aucune manœuvre. Dans le plus grand nombre des cas, toutefois, il n'en est pas ainsi; l'on doit alors opérer de la manière suivante : le pouce de l'opérateur ou le doigt de l'aide vient se poser à la partie supérieure de l'œil, où il doit fournir un simple point d'appui, en évitant d'exercer la plus petite pression. Le bout de l'index est alors appliqué sur la paupière inférieure qu'il pousse doucement en arrière, de manière à lui faire former un petit cul-de-sac entre le globe oculaire et le plancher de l'orbite. Le cristallin bascule légèrement sur son axe transversal, son extrémité inférieure se porte en avant, s'engage dans la pupille et passe au-devant d'elle; on diminue graduellement la pression, et le cristallin passe tout entier en avant de l'iris puis entre les lèvres de la plaie. Quand il est là, son extraction est facile à l'aide d'une curette, d'une pince à double crochet, ou simplement de la pointe du couteau.

Nous venons de voir la conduite qu'on doit tenir et la manière dont se passent les choses, quand il n'existe aucune complication; mais le chirurgien rencontre souvent de grands obstacles, surtout dans le premier et dans le dernier temps de l'opération. Nous avons parlé plus haut des premiers, examinons maintenant les autres.

Plusieurs circonstances peuvent rendre difficile l'extraction du cristallin : quelquefois la pupille est trop étroite pour lui livrer passage : pendant les pressions que l'on exerce alors sur l'œil, l'iris est poussé en avant, et l'on comprend d'avance tous les dangers attachés à cette propulsion; l'iris peut être tiraillé, déchiré, décollé. Quand on a soin, comme nous le faisons d'administrer de la belladonne avant l'opération, on est rarement arrêté par l'obstacle dont nous parlons; on ne l'éprouve guère que dans les cas où on expose le malade, pour l'opération, à une clarté très-vive qui détruit l'effet de la belladonne et en produit même un tout opposé; mais il doit fréquemment se présenter à ceux qui ne soumettent le malade à aucun préparatif. La conduite que l'on tient dans ces cas varie selon la difficulté que l'on éprouve. Demours, suivant le précepte donné par Daviel, fesait à l'iris une incision qui permît au cristallin de sortir. Le peu de dangers attachés à la section de cette membrane lorsqu'on fait une pupille artificielle semble autoriser cette conduite; mais nous n'avons jamais été obligés d'y avoir recours. Si la coarctation de la pupille est légère et paraît tenir uniquement à l'action d'une lumière trop vive, il suffit le plus souvent de conduire le malade dans un lieu moins éclairé pour la faire cesser; mais si cela ne suffisait pas, il faudrait instiller entre les paupières quelques gouttes d'extrait concentré de belladonne. L'action de ce moyen est souvent très-prompte, et on peut encore la seconder par de légères pressions exercées de haut en bas et d'avant en arrière sur la paupière supérieure au niveau de l'endroit où la cornée s'unit à la sclérotique. Ces pressions, qui agissent sur le cristallin, le font souvent basculer sur son axe transversal.

Le cristallin peut être retenu par sa capsule; que celle-ci soit plus résistante qu'à l'état normal, qu'elle lui soit adhérente, ou que l'ouverture pratiquée sur son feuillet antérieur ne soit pas assez grande. Comme il est impossible de reconnaître quelle est celle de ces circonstances qui empêche sa sortie, on doit commencer par inciser de nouveau la capsule jusqu'à ce qu'on soit arrêté par la circonférence pupillaire; si alors le cristallin continue à rester en place, on peut avoir recours, soit à la curette de Daviel, soit au petit crochet de WENZEL, avec lequel on agit directement sur lui pour le déplacer.

Si le cristallin était maintenu en place par des adhérences établies entre sa capsule et l'iris, on chercherait, si elles sont peu résistantes, à les détruire à l'aide d'une légère pression. Si on ne pouvait y parvenir, il faudrait les couper avec une aiguille courbe, à bords tranchans, que l'on introduirait à travers la pupille, entre le cristallin et l'iris; mais on comprend combien il serait facile alors de léser ce dernier !

Quelquefois c'est le corps vitré qui met obstacle à la sortie du cristallin en se portant tout à coup au devant de lui dès qu'on exerce la plus légère pression. Cela se voit surtout quand l'humeur vitrée se trouve dans un état anormal de dilution, et quand des cellules de la membrane hyaloïde ont été divisées par le kystitôme trop profondément enfoncé. On doit alors renoncer à toute pression, et porter directement sur le cristallin soit une pince, soit un crochet qui puisse l'attirer en avant ; mais si on ne réussissait pas à l'aide de ce moyen, il faudrait craindre de répéter des tentatives inutiles, et introduire à travers la pupille une aiguille courbe et plate avec laquelle on abaisserait le cristallin en dehors et en bas.

Enfin, lorsqu'on est parvenu à extraire le cristallin, l'opération n'est pas encore achevée. Il faut s'occuper des *accompagnemens* que le cristallin laisse après lui, et qui ne sont autre chose que des fragmens de cet organe ou de sa capsule, ou bien encore une certaine quantité de l'humeur de MORGAGNI, trouble, laiteuse ou même concrétée. Les accompagnemens de cette dernière espèce sont amenés au dehors, soit avec une curette, soit par une injection faite avec précaution; les autres peuvent être saisis avec une curette ou avec des pinces. Quand ils sont constitués par des fragmens adhérens de la capsule opaque, il faut les accrocher avec une aiguille courbe, celle de SCARPA, par exemple, et les attirer au dehors; s'ils sont trop adhérens pour céder à une simple traction, il faut les couper tout près de l'iris, avec des ciseaux faits exprès.

3°. *broiement.* POTT est le premier qui ait indiqué contre la cataracte ce mode opératoire, dans lequel on ne pratique ni l'abaissement ni l'extraction; il dit que chez les enfans affectés de cataracte congéniale, molle, laiteuse, il suffit de déchirer la capsule cristalline, parce que l'humeur aqueuse pénètre dans sa cavité et dissout rapidement la matière opaque qui la remplit. SAUNDERS opérait de cette manière tous les enfans qui lui étaient adressés avec des cataractes congéniales. Mais c'est BUCHORN d'abord, puis LANGENBECK qui l'ont préconisée et proposée comme méthode générale.

De nombreux instrumens ont été inventés pour ce mode opératoire; les seuls qui soient restés dans la pratique, sont les aiguilles de SAUNDERS et de WALTHER. La première consiste en une petite lame droite, assez courte, étroite, à bords parallèles et tranchans, à pointe acérée. La seconde est pyramidale, excessivement fine et recourbée sur elle-même. . .

Quelque soit l'instrument dont on veut faire usage, il peut être introduit soit à travers la sclérotique, soit à travers la cornée. Disons toutefois que la ponction à travers la sclérotique est rarement employée ; SAUNDERS, qui l'avait pratiquée plusieurs fois, disait qu'elle produit plus d'irritation que la ponction par la cornée. Cette dernière, la kératonyxis, peut être faite en différens points de la cornée transparente. On conseille, en général, de la faire à sa partie inférieure; mais il peut arriver (quoiqu'il en soit rarement ainsi) que la ponction laisse après elle une opacité plus ou moins grande, et, comme la direction en avant et en bas est celle que nos yeux prennent le plus fréquemment, il en résulte que cette opacité pourrait opposer un obstacle considérable à la vision. Lorsqu'on plonge l'aiguille en haut et en dehors, l'opacité, lorsqu'il en survient, n'a pas les mêmes inconvéniens que dans le cas précédent. L'on a de plus l'avantage de pouvoir abaisser le cristallin, si cela est nécessaire, sans appuyer sur le bord de la pupille, comme on est obligé de le faire quand on traverse la cornée à sa partie inférieure. — La ponction faite au centre de la cornée est celle qui permet le mieux de mouvoir l'aiguille dans tous les sens; mais l'opacité qu'elle peut produire est aussi celle qui nuit le plus à l'exercice de la vue.—

Quand on a déterminé le point où l'on doit faire la ponction, on choisit l'instrument dont on veut faire usage. Si on a l'intention de circonscrire un lambeau du feuillet antérieur de la capsule, on prend l'aiguille droite de SAUNDERS; si au contraire on veut broyer le cristallin, ou l'abaisser dans le cas où il serait trop dur pour être divisé, l'on doit préférer une aiguille courbe. On aura toujours soin de plonger l'aiguille perpendiculairement à la cornée. Si l'on veut seulement détacher un lambeau de la capsule, il faut pratiquer, sur cette membrane, une section circulaire en suivant le pourtour de la pupille qui aura été dilatée par la belladonne. Chez quelques sujets très irritables, on peut se borner à faire une ou deux incisions sur le feuillet antérieur de la capsule; mais lorsqu'on broie le cristallin, il faut avoir soin d'en écarter les fragmens le plus possible. Les plus volumineux seront abaissés; les plus ténus pourront, sans inconvénient grave, passer dans la chambre antérieure. Nous ferons remarquer que l'absorption est plus active sur un cristallin qui a été broyé que sur celui dont la capsule a seulement été divisée; dans ce dernier cas, la disparition du cristallin se fait quelquefois attendre un temps infini.

Telles sont les différentes manières d'opérer la cataracte. Dans l'exposition que nous venons d'en faire, nous n'avons point eu la prétention de donner leur historique complet. Nous avons voulu simplement vous présenter un aperçu des différens procédés et vous faire connaître les circonstances particulières dans lesquelles nous appliquons chacun d'eux.

Nous allons maintenant passer en revue les *accidens* qui peuvent accompagner l'opération de la cataracte, et indiquer les moyens qu'on doit leur opposer.

Ces accidens sont nombreux. Ils dépendent le plus souvent de causes tout-à-fait étrangères à l'opérateur; mais quelquefois aussi c'est à lui qu'on doit rapporter leur développement. Tels sont ceux qui surviennent lorsque l'opérateur a fait choix d'une méthode opératoire mal appropriée à la circonstance; qu'il n'a pas tenu compte de conditions atmosphériques défavorables, ni de l'état général du malade; qu'il a fait usage d'instrumens en mauvais état, etc. Tels sont encore ceux que l'on voit survenir lorsque l'opération a été mal pratiquée et que, par des manœuvres trop long-temps prolongées, on a produit une irritation vive dans le globe oculaire. — Il est bien certain que les opérations les mieux faites ne sont pas toujours celles qui réussissent le mieux, et que l'opération la plus mal faite est quelquefois suivie des plus beaux résultats; mais on ne peut s'empêcher de reconnaître que la manière dont l'opération est pratiquée, exerce en général une influence notable sur le pronostic. Enfin il est des insuccès que l'on peut prévoir et éviter par un examen attentif; tels sont ceux, par exemple, que l'on éprouve lorsque, faisant une erreur de diagnostic, on prend un glaucôme pour une cataracte; lorsqu'on méconnaît une amaurose dont on aurait pu découvrir ou du moins soupçonner l'existence, etc.; il faut savoir s'abstenir en pareille occurrence, et ne pas compromettre l'opération en en faisant un usage intempestif.

Les accidens que l'on peut redouter après l'opération de la cataracte, sont nerveux ou inflammatoires.

De tous les accidens nerveux, il n'en est pas, selon nous, de plus commun que les *vomissemens*. Ils commencent quelquefois pendant l'opération; mais en général ils n'arrivent que quelques heures après que celle-ci est terminée. Ces vomissemens sont peu dangereux et ne doivent inspirer aucune inquiétude bien sérieuse, dans le plus grand nombre des cas. Cependant les secousses qu'ils impriment à tout le corps peuvent déterminer la réascension du cristallin quand on a pratiqué l'abaissement, ou l'évacuation du corps vitré lorsqu'on a employé l'extraction. — Dans quelques cas encore il deviennent inquiétans par leur répétition et leur opiniâtreté. Nous avons observé dans le service de DUPUYTREN, à l'Hôtel-Dieu, une jeune fille dont ils amenèrent la mort en 24 heures; ils se succédaient, dans cette circonstance, avec une effrayante rapidité; l'un attendait à peine que l'autre eût cessé; bientôt ils furent accompagnés d'efforts considérables, puis de mouvemens spasmodiques, de convulsions, de syncopes; ce fut dans l'une d'elles que la malade mourut. — Il est rare, fort heureusement, que les vomissemens aient d'aussi funestes résultats; nous ne sachions même pas qu'il y ait dans la science un autre exemple comme celui que nous venons de signaler.

Quelle est la cause de ces vomissemens? On les attribue depuis long-temps à la lésion des nerfs ciliaires par le tranchant de l'aiguille. Mais s'il en était ainsi, on ne devrait les observer qu'à la suite de l'opération par abaissement, tandis qu'il n'est pas rare de les voir aussi après l'extraction et la kératonixis. Cette objection perdrait toute sa force, si l'on admettait avec Schræder que les nerfs ciliaires se ramifient jusqu'à la cornée; on conçoit en effet que ces nerfs pourraient alors être lésés, quelque fut le mode opératoire que l'on mit en usage. Mais l'extension de ces nerfs jusqu'à la cornée nous paraît peu probable, et nous croyons que ces vomissemens tiennent à une lésion de l'iris. Cette opinion nous semble tellement fondée, qu'il nous arrive presque toujours de prédire, pendant l'opération, les vomissemens qui doivent survenir. Si c'est là la véritable cause de cet accident, on conçoit comment il peut survenir à la suite de l'opération, quelque soit le procédé mis en usage : dans l'abaissement, l'aiguille peut froisser la face postérieure de l'iris, le tirailler, le contondre quand on cherche à déchirer les adhérences qui l'unissent à la capsule cristalline; elle peut blesser le bord iridien, quand on passe l'aiguille à travers la pupille pour déchirer le feuillet antérieur de la capsule; dans l'extraction, le cristallin, en sortant, pousse l'iris au-devant de lui et le tiraille jusqu'au moment où l'ouverture pupillaire est suffisamment dilatée pour lui livrer passage; les nombreux mouvemens qu'il faut imprimer à l'aiguille pour faire le broiement par kératonyxis, exposent presqu'inévitablement à contondre le bord de l'iris, et cette lésion est encore bien plus à craindre quand on pratique l'abaissement par kératonyxis, car alors le bord inférieur de l'iris est plus ou moins fortement déprimé par la tige de l'aiguille. — Quoiqu'il en soit de la cause, l'accident dont nous parlons est très difficile à combattre; nous sommes même tentés de croire que tous les moyens dirigés contre lui sont absolument sans effet. Indiquons-les cependant: Les antispasmodiques sont à peu près sans action; l'eau de seltz, la potion de Rivière, la glace à l'intérieur, sont un peu plus efficaces. Les applications de glace sur la tête nous ont paru plus avantageuses; il semble que le froid agissant sur le centre du système nerveux, exerce sur ses ramifications une action beaucoup plus puissante que lorsqu'il est appliqué directement sur elles.

Le malade éprouve quelquefois, pendant l'opération, des lipothymies, des *syncopes*. Le chirurgien doit alors s'arrêter et ne continuer l'opération que lorsque le malade a repris connaissance; il peut même, s'il opère par abaissement ou par broiement, remettre l'opération à un jour où le malade sera mieux disposé. Mais il y aurait de l'imprudence à suivre ce précepte quand on a fait l'incision de la cornée ; car le cristallin, ne se trouvant plus maintenu en avant, pourrait être chassé brusquement, et le corps vitré avec lui, dans un mouvement spasmodique des muscles de l'œil.

L'œil est quelquefois pris de *mouvemens spasmodiques* qui rendent l'opération très difficile. Quand ils sont purement accidentels, ces mouvemens cèdent en général avec l'émotion qui les a déterminés ; mais quelquefois ils existent depuis long-temps et constituent une oscillation continuelle ; c'est ce qu'on a souvent occasion d'observer chez les malades qui depuis long-temps ont perdu la faculté de voir, et chez les enfans dont la cataracte est congéniale. — Quand ces mouvemens spasmodiques de l'œil sont purement accidentels, on attend, pour commencer l'opération, qu'ils aient cessé ; mais quand ils sont permanens, la temporisation n'offre plus aucun avantage : il faut opérer et porter toute son attention à surmonter un obstacle qu'on ne peut éviter.

Mais il est un accident plus sérieux que ceux dont nous venons de parler. Mentionné par St.-Yves et Maître Jean, il semble que son existence soit à peine connue des ophthalmologistes modernes ; nous voulons parler des *névralgies* qui succèdent quelquefois à l'opération de la cataracte. Il est vrai de dire qu'elles se développent surtout après l'abaissement ; mais il est faux de soutenir qu'on ne les a jamais observées après l'application des autres méthodes opératoires. Ces névralgies sont en tout semblables à celles qui naissent spontanément. Elles présentent une intensité variable à l'infini : ne produisant dans certains cas qu'une gêne légère, occasionant d'autres fois des douleurs atroces, du délire et tous les accidens spasmodiques les plus graves. Ces douleurs peuvent être continues ; n'exister que par momens ; ou suivre une marche périodique, apparaître à des époques plus ou moins éloignées et avoir une durée très variable. Elles se développent toujours en suivant les ramifications de la cinquième paire, n'affectant ordinairement que l'une d'elles, mais pouvant aussi les envahir toutes à la fois. On a dit qu'on les a vues sortir du trou stylo-mastoïdien et suivre toutes les divisions de la septième paire ; mais il n'est pas prouvé du tout qu'il en soit véritablement ainsi. — Ces névralgies sont faciles à distinguer des douleurs qui surviennent au front et à la tempe, à la suite de l'iritis. Ces dernières, en effet, sont moins aiguës, coïncident avec des symptômes locaux d'inflammation faciles à reconnaître, se font sentir dans une étendue limitée et ne semblent pas dessiner en stries brûlantes, comme les premières, les ramifications qui résultent de l'épanouissement des branches sus-orbitaire, sous-orbitaire et mentonnière du nerf trifacial. — Le pronostic de ces névralgies est en général assez peu grave ; elles paraissent n'opposer aucun obstacle au succès de l'opération et ne pourraient exercer une action funeste sur l'économie, qu'autant qu'elles seraient d'une excessive intensité. Mais elles sont ordinairement fort ténaces et résistent des semaines et des mois entiers aux moyens que l'on dirige contre elles; elles font le désespoir du médecin et du malade; ce dernier les attribue souvent à la manière dont a été pratiquée l'opération, bien que l'expérience prouve qu'elles en sont complètement indépendantes. — L'on a conseillé, contre ces névralgies consécutives, tous les moyens que l'on emploie ordinairement contre les névralgies spontanées: les narcotiques, les anti-spasmodiques sous toutes les formes; Carron du Villards, père, a beaucoup vanté la potion de Rivière; Maunoir, de Genève, dit avoir obtenu d'excellens effets de la pile électrique, dont les pôles étaient mis en contact avec le derme dénudé des régions sus et sous-orbitaires. — Si le sujet est jeune, vigoureux, pléthorique, on aura recours avec avantage aux saignées, aux sangsues, aux applications froides sur la tête, aux pédiluves sinapisés; mais l'efficacité de tous ces moyens est au moins fort douteuse; ils n'exercent en général aucune influence sur la marche de la maladie.

L'opération de la cataracte peut déterminer une *hémorrhagie* subite dans l'œil; c'est ce qui arrive assez souvent quand l'iris a été déchiré, décollé, ou qu'un vaisseau ciliaire a été divisé. Le sang s'épanche immédiatement dans la chambre antérieure et la remplit. Il est rare que cette hémorrhagie ne s'arrête pas promptement ; mais comment continuer l'opération derrière l'opacité qu'elle produit? Si on opère par extraction, on peut soulever le lambeau de la cornée et se débarrasser du sang épanché, soit à l'aide d'une curette, soit à l'aide d'injections délicatement poussées. Mais on n'a pas cette ressource quand on opère par abaissement ou par broiement ; il faut alors, dans le plus grand nombre des cas, laisser l'opération inachevée, et se tenir en garde contre les accidens consécutifs qui sont beaucoup plus à craindre. Le sang en effet agit d'abord comme corps étranger et détermine une inflammation vive des parties environnantes; puis il est livré à la résorption à laquelle il ne cède en général que ses parties les plus ténues ; souvent il reste un caillot réfractaire qui peut gêner ou même empêcher complètement la vision quand il se trouve dans la pupille (fausse cataracte hémorrhagique). L'on est quelquefois obligé, dans ces cas, de pratiquer une pupille artificielle.

Tels sont les accidens *primitifs* qui peuvent compromettre le succès de l'opération, il en est d'autres beaucoup plus fréquens et non moins graves que vous avez eu souvent occasion d'observer; nous voulons parler des accidens *consécutifs*, et à leur tête nous placerons l'inflammation.

La réaction inflammatoire qui survient après l'opération de la cataracte, n'est pas toujours en rapport avec la durée de celle-ci, avec les difficultés qu'elle a présentées et la manière dont elle a été faite. Souvent, au contraire, nous la voyons survenir avec les accidens les plus graves à la suite de l'opération la plus courte et la plus heureusement pratiquée. L'opérateur n'en doit pas moins apporter une attention extrême à éviter tout ce qui pourrait la déterminer.

L'*Inflammation* qui succède à l'opération de la cataracte varie quant à son siège, quant à sa marche, quant à son intensité. Elle peut ne s'étendre qu'à l'une des parties constituantes de l'œil, comme aussi elle peut en attaquer plusieurs ou même les envahir toutes; ce dernier cas est heureusement assez rare.

La *Conjonctive* est quelquefois la seule partie affectée; tantôt elle présente des symptômes franchement inflammatoires, et tantôt elle n'offre que les signes d'une irritation légère, sans photophobie, sans chémosis, sans douleurs vives, etc.

La *Cornée* s'enflamme quelquefois, surtout quand on a pratiqué l'extraction ou la kératonyxis; elle rougit, s'injecte, se ramollit, se boursouffle; l'inflammation s'étend à la conjonctive, mais elle se développe rarement avec force; le malade éprouve de la photophobie, du larmoiement et de vives douleurs. La maladie ne va pas ordinairement plus loin, et disparaît, ne laissant après elle que des traces légères. Mais elle continue quelquefois sa marche et peut amener une ulcération, une perforation de la cornée et, par suite, un staphylôme de l'iris, ou bien se terminer par un affaissement de la première de ces membranes qui se flétrit, se raccornit et vient s'accoler à la face antérieure de l'iris.

Une inflammation plus grave que les précédentes est celle de l'*Iris;* elle peut survenir après toutes les opérations, quelque habile et heureux qu'ait été le chirurgien, quelque procédé qu'il ait mis en usage. L'iris en effet peut être atteint dans tous les cas; et d'ailleurs, ne peut-il pas s'enflammer alors même qu'il n'a été soumis à aucune lésion directe?

L'iritis peut être aiguë ou chronique. Dans le premier cas, elle est facile à reconnaître : les altérations qu'on observe dans la forme de la pupille, dans la coloration et dans la mobilité de l'iris, les pseudomembranes qui se développent à sa face antérieure, celles qui se forment dans le champ de la pupille, le larmoiement, la photophobie, le sentiment de gêne et de distension que le malade éprouve au fond de l'orbite, les douleurs qui se développent au front et à la tempe, sont autant de signes qui ne permettent pas de méconnaître l'inflammation de l'iris. Mais ils sont loin de se présenter aussi nombreux et aussi manifestes quand le disque iridien n'est le siège que d'une inflammation chronique. Rien alors n'est insidieux comme la marche de cette affection; elle apparaît souvent quelques jours après l'opération la plus heureuse, lorsque le malade et le chirurgien sont dans la plus parfaite sécurité, et, cette sécurité même est assez souvent la cause du mal, par la confiance dangereuse qu'elle inspire à l'opéré. N'éprouvant aucune douleur, aucune gêne dans l'orbite; entendant le médecin s'applaudir du bon état de l'œil, le malade ne peut résister à la tentation de regarder les objets qui l'entourent. Il lève et relève son bandeau, laisse à plusieurs reprises son œil exposé à la lumière, et ces tentatives inconsidérées sont fréquemment, suivant nous, la cause de ces iritis chroniques qui sont si difficiles à guérir, et qui détruisent si souvent les chances que l'opération avait mises en faveur du malade. Cette inflammation s'annonce presque toujours par une légère injection des vaisseaux de la sclérotique; cette injection est de couleur lilas, et présente un aspect analogue à celle qu'offre la couronne d'une fleur radiée; elle est formée par une foule de petits vaisseaux parallèles, fins, rectilignes, et se terminant en pointe à une ligne à peu près de la circonférence de la cornée. — Quand la maladie fait des progrès, on voit se développer dans la conjonctive une seconde injection circulaire qu'il est facile de distinguer de la précédente, parce qu'elle [illegible] plus superficielle, formée de vaisseaux plus [illegible]mineux, plus rouges, moins nombreux; de [illegible]us ces derniers sont tortueux, se continuent avec ceux qui viennent de la conjonctive palpebrale et peuvent être déplacés avec la membrane dans laquelle ils sont développés. — L'apparition de ces cercles, celle du premier spécialement, est presque toujours l'indice d'une iritis chronique imminente.

L'inflammation de la *choroïde* et celle de la *rétine* ont paru quelquefois tenir à une espèce de contusion exercée sur ces membranes, par l'aiguille; contusion que l'on produirait surtout dans les efforts que l'on fait pour introduire une aiguille à tige conique trop brusquement renflée; ou bien encore lorsqu'on ne soutient pas convenablement l'instrument et qu'on l'appuie trop fortement sur la circonférence de l'ouverture qu'il a faite aux enveloppes de l'œil. — Cette inflammation reconnaît encore pour cause la pression qu'exerce sur la rétine le cristallin au moment où on l'abaisse. Nous avons indiqué plus haut les précautions à prendre pour éviter cet accident; nous n'y reviendrons pas.

L'inflammation dont nous parlons débute presque toujours par le point correspondant à la piqûre. Le malade y éprouve d'abord de la douleur; puis il survient de la rougeur, du gonflement, et bientôt il s'y développe une espèce de bourgeon charnu, de fongosité rougeâtre; les douleurs, nées de ce point, s'irradient à toutes les parties profondes de l'œil; la pupille se resserre; la sensibilité de l'iris est augmentée, sa mobilité parait moindre qu'à l'état normal, mais elle n'est pas détruite et l'on n'observe aucune altération à sa face antérieure. Les suites de cette affection sont très graves; c'est ordinairement après elle qu'on voit survenir l'amaurose.

On ne devra jamais négliger les phlegmasies partielles que nous venons d'indiquer; loin de là, on devra diriger contr'elles un traitement énergique et soutenu. Indépendamment, en effet, des conséquences fâcheuses qui leur sont propres, elles peuvent être l'occasion et le point de départ de ces ophthalmites ou inflammations simultanées de tous les tissus de l'œil, qui, comme on le sait, se terminent souvent par la *fonte purulente* de cet organe.

Les *cataractes secondaires* peuvent se développer, quelque soit le mode opératoire dont on fasse usage. On a prétendu qu'on avait beaucoup plus souvent occasion de les observer après l'abaissement qu'après les autres procédés. Il est certain qu'elles sont communes après l'abaissement; mais il s'en faut de beaucoup qu'elles soient rares après les autres opérations, et nous ne croyons pas qu'il soit, quant à présent, possible de rien affirmer sur la fréquence relative de leur développement.

Le siège de ces cataractes varie beaucoup:

1°. Le plus souvent il est dans la capsule du cristallin : tantôt c'est un feuillet opaque de cette membrane qui n'a pas pu être abaissé; tantôt c'est un feuillet qui, transparent lors de l'opération, devient opaque plus tard; d'autres fois enfin ce sont des lambeaux de capsule qui, abaissés une fois, se sont dégagés et sont remontés. Ces cataractes ont des formes variables à l'infini. Elles peuvent présenter l'aspect d'une frange, d'un arc de cercle plus ou moins étendu, d'une strie, etc.; et quelquefois même elles obstruent complètement la

SANSON

pupille comme une cataracte primitive. L'indication serait de les abaisser de nouveau, et par le même procédé; mais quelquefois elles sont tellement adhérentes, qu'on s'exposerait à tirailler et déchirer l'iris par les efforts nécessaires pour les détacher. Il faut alors porter l'aiguille au dessus d'eux et les couper à leur base avec son tranchant. Ce moyen n'est pas toujours facile, mais il est souvent le seul efficace.

2° Il nous est souvent arrivé d'abaisser en masse le cristallin et sa capsule; nous avions la certitude de n'avoir rien laissé en place (certitude facile à acquérir quand le cristallin et sa membrane sont simultanément opaques), et cependant nous avons vu maintes fois des cataractes secondaires apparaître au bout de quelques jours; fort souvent, il est vrai, elles ne consistaient qu'en une espèce de nuage léger, inégal et grisâtre, qui disparaissait spontanément, après quelques jours de durée; mais d'autres fois cet obscurcissement persistait, devenait plus épais et formait une véritable cataracte qu'on ne pouvait faire disparaître qu'à l'aide d'une opération. Quelle est la cause, quel est le siége de cette espèce de cataracte secondaire? Quand on abaisse le cristallin et sa capsule, on rompt les adhérences qui l'unissaient aux parties circonvoisines. Ces ruptures, le mouvement de l'aiguille, le déplacement du cristallin, doivent déterminer un certain degré d'inflammation dans les parties qu'ils intéressent; et l'on sait qu'un des premiers effets de l'inflammation des tissus transparens est de déterminer leur opacité; c'est donc à cette phlogose et à l'exsudation plastique qu'elle détermine que nous attribuons l'espèce de cataracte dont il est ici question. Quant à son siége, nous le placerons volontiers dans la membrane hyaloïde qui retient en place le cristallin et sa capsule.—Les anciens avaient remarqué que, dans des cas d'opérations heureuses, les malades voyaient mieux immédiatement après l'opération qu'au bout de trois ou quatre jours, et comme il leur fallait une explication à tous les phénomènes qu'ils observaient, ils avaient imaginé d'attribuer cet affaiblissement de la vue au trouble produit par les fragmens du cristallin répandus dans l'humeur vitrée chargée de les absorber. Il est évident que cette explication ne repose sur aucun fondement solide : d'abord, parce qu'on voit cet obscurcissement de la vue survenir dans les cas où le cristallin n'a été nullement absorbé; en second lieu, parce qu'il a une durée souvent fort courte, et qu'il faut, en général, fort long-temps à l'absorption pour faire disparaître un cristallin, et parce qu'enfin le même phénomène s'observe aussi après l'extraction. Nous sommes persuadés, quant à nous, que l'inflammation qui succède à l'opération est la véritable cause du changement qui s'opère dans la vision. Nous voyons, en effet, qu'il naît et disparaît souvent avec elle, et qu'ils se trouvent toujours en raison directe l'un avec l'autre.

Nous avons dit que ces cataractes secondaires nécessitaient quelquefois une seconde opération.

quand on est obligé de la faire, il est un précepte fort important à observer, c'est celui qui prescrit de ne pas opérer trop tôt. — Dans les premiers temps, en effet, qui suivent l'opération, ces pseudo-membranes sont excessivement élastiques, il est facile de les saisir et de les distendre; mais dès qu'on les abandonne, elles reviennent sur elles-mêmes comme un ressort; on ne saurait croire combien leur abaissement alors est difficile. Plus tard, elles perdent leur élasticité, deviennent plus denses, plus solides, plus tenaces et peuvent être abaissées sans trop de peine. Nous les attaquons ordinairement deux ou trois mois après l'opération primitive.

3° Il est encore une circonstance dans laquelle peuvent se développer des cataractes secondaires, c'est lorsque la cataracte est molle et ne peut être abaissée en masse; il reste quelquefois dans le champ de la vision une multitude de fragmens qui fuient sous l'aiguille à cause de leur exiguité; plus tard ils se réunissent en une masse plus ou moins considérable et se soudent ensemble; mais ils sont facilement détournés par les procédés ordinaires d'abaissement.

Disons ici que les opérations réclamées par des cataractes secondaires ne sont presque jamais graves; que nous n'avons jamais eu besoin de diriger contre l'inflammation qu'elles déterminent un traitement énergique, et que sous ce rapport nous les avons toujours vues couronnées du succès.

Accident nerveux consécutif. Il nous reste à parler d'un état fort remarquable que nous ne savons trop comment caractériser, et qui nous paraît consister en une exaltation, une surexcitation excessive de la sensibilité de la rétine.

Nous voyons en ce moment le petit-fils d'un illustre général qui pendant quinze mois n'a pu supporter le plus faible rayon de lumière. Les yeux couverts d'un large et épais bandeau, il n'a pas un seul instant quitté le fond d'un appartement où régnait l'obscurité la plus parfaite; les fenêtres de sa chambre et de son antichambre étaient hermétiquement calfeutrées; les portes de ces deux pièces ne s'ouvraient jamais simultanément; et si, malgré toutes ces précautions, un rayon de lumière venait à pénétrer dans l'appartement, le malade éprouvait d'atroces douleurs et jetait les hauts cris. Il voyait du reste assez nettement dans cette obscurité. Cet état pénible s'est depuis quelque temps amendé; la sensibilité de l'œil s'est assez modérée pour permettre au malade d'aller prendre les eaux, à condition toutefois qu'il ne sortira qu'avant le lever ou après le coucher du soleil, et qu'il n'ôtera jamais des lunettes dont les verres, excessivement sombres, sont entourés d'une triple garniture de taffetas qui recouvre la base de l'orbite et le front.

Après l'opération de la cataracte, nous voyons survenir, dans quelques cas très rares, un état qui présente quelque analogie avec celui dont nous venons de parler. Il peut se manifester sans qu'il

BIBLIOTHÈQUE ROYALE
I

existe aucun symptôme d'inflammation appréciable. Nous serions cependant portés à le considérer comme le résultat d'une irritation inflammatoire des parties profondes de l'œil. — Le malade est quelquefois complètement ébloui par la lumière et ne distingue aucun des objets qui l'entourent. Il peut alors arriver qu'il voie nettement des objets très fins, qu'il puisse même lire dans une obscurité où ne verront absolument rien les personnes qui le soignent ; d'autres fois il n'est blessé que par une lumière éclatante, et voit très bien après le coucher du soleil, ou lorsqu'il fait usage des lunettes à verres de couleur. Mais ce qui gêne surtout les malades ainsi affectés, c'est qu'ils ne voient pas les objets tels qu'ils sont en réalité : tantôt ils les voient blancs, lumineux, phosphorescens, pour ainsi dire ; tantôt ils leur semblent irisés, nuancés des couleurs de l'arc-en-ciel.

On a fréquemment occasion d'observer cette exaltation de la sensibilité de l'œil, quoique à un degré moindre, chez les opérés qu'une cataracte complète avait depuis long-temps privés de la faculté de voir. La lumière est d'abord pour eux un milieu trop irritant, et il leur faut quelquefois plusieurs semaines pour s'y habituer. L'exagération de la sensibilité, dans ce dernier cas, est peu grave : elle exige tout au plus pendant un temps assez court l'usage de lunettes à verres de couleur, et presque toujours elle guérit d'elle-même. Mais il n'en arrive pas ainsi à beaucoup près quand la maladie est portée à son plus haut degré. Les traitemens les plus énergiques sont souvent sans effet. On emploie généralement les émissions sanguines, les applications froides, les frictions électriques, les bains sulfureux, les bains de surprise, etc. L'on a vanté les narcotiques, et Bell, en particulier, prétend que la jusquiame, non seulement dilate la pupille, mais encore neutralise la sensibilité de la rétine. Mais en est-il bien ainsi? et la dilatation de la pupille ne doit-elle pas faire craindre que l'accès au fond de l'œil d'une plus grande quantité de lumière n'augmente l'irritation que l'on cherche à détruire?

Inconvéniens spéciaux de chaque méthode opératoire, considérés en particulier.

Nous ne reviendrons pas sur ce que nous avons dit en traitant des accidens en général : nous indiquerons seulement les particularités et les modifications que chacun d'eux présente à la suite des divers procédés opératoires et des circonstances dans lesquelles ils se rencontrent de préférence.

Abaissement. — La principale difficulté de cette opération consiste à bien saisir le cristallin pour l'abaisser. Cette difficulté croît en raison de la mollesse de cet organe et nécessite souvent l'action prolongée de l'aiguille. — Le cristallin peut passer dans la chambre antérieure et y déterminer une inflammation des plus vives; ou bien s'arrêter dans l'ouverture pupillaire et se mettre comme à cheval sur sa demi-circonférence inférieure. Dans ce dernier cas, il irrite l'iris qui se contracte sur lui et peut devenir consécutivement le siège d'une véritable inflammation. Quand le cristallin s'est ainsi déplacé, on peut quelquefois le ramener dans la chambre postérieure en le piquant d'arrière en avant avec l'aiguille introduite pour l'abaissement, ou bien il faut l'extraire par une incision pratiquée sur la partie inférieure de la cornée.

Les cataractes secondaires se rencontrent-elles plus fréquemment à la suite de l'abaissement qu'à la suite de l'extraction?

Nous avons dit plus haut qu'il était impossible de rien certifier à cet égard; cependant nous accorderions sans difficulté qu'elle est plus fréquente dans le premier cas que dans le second; mais il ne faudrait pas qu'on voulût faire valoir cette concession en faveur de l'extraction, car c'est un des inconvéniens les moins graves et des plus faciles à combattre que nous puissions rencontrer.

La réascension du cristallin est un accident propre à l'abaissement, mais nous répéterons ici que son inconvénient le plus grave est de nécessiter une deuxième opération et que celle-ci nous paraît à peu près innocente; jamais il ne nous est arrivé de la voir suivie de symptômes qui nécessitassent plus d'une ou deux saignées, et nous pouvons assurer que les accidens qui surviennent à la suite de la deuxième ou troisième opération sont beaucoup moins graves que ceux qu'on voit survenir après une première. — Ajoutons qu'une seconde opération n'est pas absolument nécessaire toutes les fois que la cataracte remonte. Le cristallin ne se trouve plus en effet en rapport de continuité avec les parties qui l'entouraient et fournissaient des matériaux à sa nutrition. Il est au milieu de l'œil comme un corps étranger sur lequel l'absorption a toute prise, et celle-ci s'en empare ordinairement avec d'autant plus de facilité que le sujet est plus jeune; mais quelquefois elle ne le fait pas disparaître, ou bien elle agit sur lui d'une manière si lente que le malade réclame instamment une deuxième opération. Pour éviter la réascension du cristallin, on opérera lentement sa dépression, on rompra bien exactement ses adhérences avec les parties voisines, on le maintiendra quelques instans abaissé en dehors et en bas; on pourra même lui creuser une place dans le corps vitré en déchirant avec l'aiguille quelques-unes de ses cellules.

Les vomissemens sont plus fréquens après l'abaissement qu'après l'extraction; mais c'est une erreur de croire qu'ils sont très rares après cette dernière.

L'amaurose paraît plus fréquente après l'abaissement. On comprend qu'il en soit ainsi. Dans l'extraction, la cornée est pour ainsi dire la seule partie qui soit intéressée; dans l'abaissement, au contraire, la choroïde et la rétine peuvent être lésées de différentes manières : elles sont d'abord traversées par l'aiguille, puis froissées encore par elle dans les mouvemens que l'opérateur lui imprime; elles sont quelquefois pressées par le cristallin quand on le déprime, heurtées par lui quand au lieu d'être fixé solidement, cet organe bondit à chaque mouvement de l'œil, et retombe à la place qu'il occupait d'abord. Toutes ces causes peuvent déterminer une inflammation aiguë ou chronique de la rétine et de la choroïde, et par suite une amaurose. Celle-ci n'a, dans certains cas, qu'une durée égale à celle de l'inflammation qui l'a produite et disparaît avec elle au bout d'un temps plus ou moins long; mais il n'en est pas habituellement ainsi, et l'amaurose persiste après que sa cause a cessé d'agir.

D'après ce que nous venons de dire, il est évident que la lésion de la choroïde et de la rétine constitue avec celle de l'iris les accidens les plus graves qui puissent succéder à l'abaissement.

Broiement. — Exécuté avec l'aiguille introduite comme pour l'abaissement, il ne détermine aucun accident qui diffère de ceux que nous venons d'indiquer; seulement, comme il exige des manœuvres plus étendues et beaucoup plus nombreuses, il prédispose davantage à l'inflammation; de plus, les fragmens qu'il produit ne peuvent pas tous être poussés hors du champ de la vision; les plus volumineux se réunissent, s'agglutinent et forment fréquemment des cataractes secondaires; il est inutile de dire que l'on n'a pas à redouter ici l'inflammation de la rétine et de la choroïde, suite de la pression ou de la contusion qu'exerce le cristallin abaissé, et qui détermine quelquefois l'amaurose

Kératonyxis.—Les accidens inflammatoires qui lui succèdent sont en général très légers; ils le sont surtout quand on se borne à circonscrire avec l'aiguille la partie du feuillet antérieur de la capsule qui correspond à la pupille. Mais ce procédé n'est applicable que chez les enfans dont le cristallin est mou et l'absorption très active; encore arrive-t-il que ses résultats se fassent long-temps attendre; chez les vieillards, dont le cristallin est ordinairement dur et l'absorption presque nulle, on est presque toujours obligé d'avoir recours à une opération plus complète et plus efficace. Les accidens consécutifs de la kératonyxis sont plus graves lorsqu'on broie le cristallin en place ou qu'on l'abaisse. Dans l'un et dans l'autre cas, l'iris peut être blessé, toute la circonférence pupillaire peut être contuse quand on opère le broiement; et lorsqu'on déprime en masse la cataracte, c'est surtout la partie inférieure de la circonférence de l'iris qui est lésée par l'aiguille, qui appuie fortement sur elle. La cornée peut elle-même s'enflammer à la suite de l'ouverture qui lui est faite; et cette inflammation sera surtout à craindre lorsqu'on aura imprimé de nombreux mouvemens à l'aiguille et qu'on aura trop appuyé sur la partie de la cornée située sous elle.

Extraction. — L'énorme solution de continuité que l'on pratique à la cornée ne peut qu'exposer beaucoup cette membrane à l'inflammation, et toutes les fois que celle-ci dépasse les bornes de l'inflammation adhésive et que la plaie ne se réunit pas par première intention, on doit craindre une réunion lente, difficile, irrégulière; quelquefois même il arrive qu'elle ne se fait pas du tout. Il est aussi des inconvéniens attachés à la manière dont on pratique l'ouverture de la cornée : trop large, elle facilite l'évacuation du corps vitré; trop étroite, elle met obstacle à la sortie du cristallin. Nous ne reviendrons pas sur les préceptes donnés plus haut pour éviter ces deux derniers accidens. Après la lésion de la cornée vient celle de l'iris, qu'il est si souvent difficile d'éviter. Cette membrane peut être blessée dans le premier temps de l'incision, quand on pousse la pointe du couteau directement sur elle; elle peut l'être lorsqu'elle vient se porter sous le tranchant du couteau, par suite de l'évacuation de l'humeur aqueuse, ou de toute autre cause; elle peut enfin être tiraillée, déchirée à la sortie du cristallin, lorsque celui-ci est trop volumineux ou la pupille trop étroite. Il peut s'introduire dans la chambre antérieure des bulles d'air dont l'innocuité n'est pas aussi démontrée qu'on a voulu le dire, et dont il est toujours prudent de provoquer la sortie par une légère pression exercée sur la cornée. De tous les accidens immédiats que peut déterminer l'extraction, l'évacuation du corps vitré est incontestablement le plus grave; il peut survenir alors même que l'on n'a omis aucune des précautions les plus propres à assurer le succès de l'opération. Nous avons dit plus haut dans quelles circonstances elle se produit avec plus de facilité, et les précautions qu'on doit prendre pour l'éviter dans quelques cas. L'extraction est la seule méthode opératoire dans laquelle on ait à redouter cet accident, quel que soit le lieu qui ait été incisé; et cette évacuation se fait quelquefois avec une rapidité si grande, que l'humeur vitrée a glissé dans la manche de l'opérateur avant même qu'il se soit aperçu de sa sortie.

Nous devons encore signaler parmi les accidens propres à l'extraction, la *hernie de l'iris* à travers la plaie de la cornée; accident d'autant plus fâcheux, qu'il suffit de quelques heures pour que des adhérences s'établissent entre la partie herniée et les lèvres de la plaie.

Maintenant que nous connaissons les divers accidens qui peuvent survenir après l'opération de la cataracte, étudions les phénomènes qui se développent suivant qu'on a mis en usage tel ou tel procédé.

Abaissement. — Quand un cristallin opaque a été bien abaissé, il arrive quelquefois que le malade jette un cri de surprise et de joie, et voit aussi nettement les objets extérieurs qu'après l'extraction la plus heureuse : le plus ordinairement, toutefois, la vision ne se rétablit pas d'une manière aussi complète; l'irritation produite par l'instrument, le trouble résultant d'une sensation nouvelle, etc. ne permettent guère à l'opéré de voir ce qui l'environne que d'une manière assez confuse; il est enfin des cas où il ne voit rien du tout, et reste aussi complètement étranger qu'avant l'opération à tout ce qui l'entoure. Quand aucun accident ne vient compliquer les suites ordinaires de l'opération, celles-ci sont très simples. La douleur produite par l'instrument disparaît après une courte durée; la solution de continuité faite à la sclérotique se cicatrise rapidement et cesse d'être apparente; l'iris conserve sa coloration et sa mobilité normales; la conjonctive n'est affectée que d'une irritation des plus légères et des plus faciles à dissiper; mais la vision ne se rétablit pas toujours avec une égale promptitude. Ainsi on rencontre assez fréquemment des malades dont l'œil, après l'opération, présente des milieux d'une transparence parfaite et qui pourtant ne voient absolument rien, bien qu'ils ne soient pas affectés d'amaurose. Ce phénomène s'observe spécialement chez les sujets dont la cataracte est fort ancienne. Il arrive chez eux ce qu'on observe chez les nouveaux-nés, ils ont les yeux ouverts, mais ne savent pas regarder; il faut que leur vue reçoive une véritable éducation, et qu'ils apprennent à voir; or cette éducation est plus ou moins longue, suivant une foule de circonstances dont plusieurs nous sont inconnues, mais dont les principales sont : l'ancienneté de la cataracte et l'état de la rétine. Elle est surtout nécessaire chez les enfans opérés d'une cataracte congéniale, mais elle est beaucoup plus difficile chez eux que chez les malades dont l'affection est accidentelle, parce qu'ils n'ont pas, comme ces derniers, joui précédemment de la faculté de voir : il faut qu'ils *apprennent*, dans toute l'acception du mot; tandis que les autres n'ont qu'à se rappeler une fonction qu'ils ont déjà exercée. Quand ces enfans sont livrés à eux-mêmes après l'opération, ils ne savent pas user de leurs yeux et se dirigent uniquement d'après le toucher, ainsi que le font les aveugles. Le meilleur moyen qu'on puisse mettre en usage en pareille circonstance, est celui qu'employait Dupuytren : on place les enfans à l'extrémité d'une salle, après leur avoir attaché les mains derrière le dos, et on les appelle à soi : privés du secours de leurs mains, ils sont bien forcés d'avoir recours à leurs yeux.

Il arrive quelquefois que le malade recouvre, immédiatement après l'operation, la faculté de voir, et que cette faculté se maintient au même degré, ou même va s'améliorant d'une manière progressive. Il n'en est pas ainsi dans le plus grand nombre des cas, et il importe que le médecin et le malade connaissent la marche que suivront probablement les choses. — Quand la vision se rétablit après l'abaissement du cristallin, elle peut se maintenir au même degré pendant les premiers jours qui suivent l'opération; mais il ne tarde pas à se manifester dans l'œil un léger trouble, et le malade voit, avec effroi, diminuer les bénéfices qu'il avait d'abord obtenus de l'opération. Ce trouble secondaire a une durée variable;

il cesse ordinairement après dix, quinze ou vingt jours, et la vision recouvre la netteté qu'il lui avait fait perdre. D'autres fois il persiste et constitue une variété de cataracte secondaire que nous avons décrite en son lieu. — Quand ce trouble secondaire disparaît, la vision reprend peu à peu sa netteté primitive : si elle avait été complètement abolie, le malade aperçoit d'abord une lueur blanchâtre, puis il distingue les formes générales des objets, il saisit en dernier lieu les détails. Quelques malades alors voient tout aussi bien que s'ils n'avaient jamais eu de cataracte. Quelques myopes acquièrent même, par la disparition de leur cristallin, une netteté de vision dont ils ne jouissaient pas auparavant. — Dans le plus grand nombre des cas; le malade a besoin de porter des lunettes à verres convexes. On ne saurait établir *à priori* le degré de convexité qui convient à ces verres pour chaque sujet en particulier; l'on ne parvient à les connaître que par la voie du tâtonnement. Quand un malade a pu trouver un verre qui s'adapte bien à sa vue, celle-ci se trouve, pour ainsi dire, subitement transformée, dès qu'il fait usage de ce verre; quelques-uns parviennent à se créer par ce moyen, la vue la plus juste et la plus fine.

Nous ne devons pas omettre ici une réflexion, qui n'est pas sans quelque importance. Deux trois, six mois, un an, s'écoulent après l'opération, et le malade ne voit absolument rien. Les milieux de l'œil sont transparens; l'iris est mobile, et cependant la vue est anéantie. Le malade ne conserve plus aucun espoir, mais le chirurgien ne doit encore porter aucun jugement définitif. Il y a trois ans, nous avions opéré un malade affecté, depuis quelque temps, de cataracte; pendant un an, après l'opération, nous ne l'avions pas perdu un instant de vue, et il ne conservait que la faculté de distinguer le jour de la nuit; c'est-à-dire qu'il était dans le même état qu'avant l'opération. Dernièrement, ce malade s'est présenté à nous, voyant parfaitement bien, et nous remerciant de lui avoir rendu la vue aussi bonne qu'elle ait jamais été. Nous avons vu plusieurs cas analogues à celui-là. — Il ne faut donc jamais se hâter de déclarer l'incurabilité.

Le *broiement* du cristallin n'amène jamais un rétablissement immédiat de la vue dans son intégrité. Les cas sont très rares où l'on peut écarter du champ de la vision tous les fragmens produits par le broiement du cristallin, presque toujours il en reste quelques-uns, ainsi que quelques lambeaux de capsule qui obstruent plus ou moins complètement l'ouverture pupillaire. Leur présence oppose à l'entrée des rayons lumineux un obstacle mécanique. Ceux qui ont été écartés agissent en produisant l'inflammation, et partant l'opacité plus ou moins complète des parties avec lesquelles on les a mis en contact : la cornée transparente, la membrane de *Descemet*, etc. Pour que la vue se rétablisse, il faut donc que les uns et les autres soient résorbés; alors seulement on n'a plus ni l'obstacle mécanique résultant de la présence des uns, ni l'opacité irritative entretenue par la présence des autres. Il ne faut pas moins de trois semaines, un ou plusieurs mois, à la résorption pour opérer ce travail.

Les suites de la *kératonixis* varient suivant qu'on emploie cette méthode pour opérer *l'abaissement, le broiement* du cristallin, ou seulement la *section du feuillet antérieur* de sa capsule. — Ce qui survient dans les deux premiers cas est absolument la même chose, que lorsqu'on opère en passant l'aiguille à travers la sclérotique (scléroticonyxis). La piqûre faite à la cornée n'occasione, que dans des cas bien rares, une opacité assez étendue pour constituer un obstacle sérieux à l'exercice de la vision : on doit d'ailleurs avoir soin d'enfoncer l'aiguille au-dessous du diamètre transversal de la cornée, parce que s'il en résulte un point opaque, celui-ci ne correspondra pas à la pupille, et ne mettra, portant, aucun obstacle à l'entrée des rayons lumineux. Quand on se borne à déchirer le feuillet antérieur de la capsule, et que la cataracte est excessivement molle, il arrive par fois que celle-ci semble se fondre, se dissoudre subitement, et rend ainsi aux milieux de l'œil une transparence immédiate; mais il est rare que la cataracte soit assez diffluente pour que cet effet soit produit ; et, dans les cas où elle est d'une dureté quelque peu considérable, il faut un temps infini pour que la résorption la fasse disparaître.

Quand l'*extraction* a été pratiquée d'une manière heureuse, le malade peut voir distinctement après l'opération. La vision, toutefois, ne s'exerce le plus ordinairement que d'une manière incomplète. Il en est ainsi, pour plusieurs causes que nous avons précédemment signalées, et sur lesquelles nous ne croyons pas nécessaire de revenir. Nous indiquerons seulement l'*affaissement* de la cornée produit par l'évacuation de l'humeur aqueuse. La surface cornéale, étant inégale et ridée, brise les rayons lumineux et ne leur permet pas d'arriver au fond de l'œil en suivant leur trajet habituel.

La plaie produite par la section de la cornée se cicatrise habituellement dans les trois ou quatre premiers jours qui suivent les opérations. Elle produit d'abord autour d'elle une opacité légère, mais celle-ci disparaît rapidement, et ne laisse d'ordinaire aucune trace après elle. La membrane de *Descemet* a promptement sécrété une quantité d'humeur aqueuse assez grande pour remplir la chambre antérieure, et distendre la cornée transparente en lui restituant son éclat et son poli habituels.

En somme la vue se rétablit, dans le plus grand nombre des cas, avec plus de promptitude qu'après les opérations pratiquées suivant d'autres méthodes. Elle se rétablit même d'abord d'une manière plus complète; mais nous savons que tous ces avantages sont plus que compensés par les graves accidens que l'extraction peut produire.—Toutefois, comme les malades qui sont entourés de soins convenables, et qui se trouvent placés dans de bonnes conditions hygiéniques, échappent assez facilement aux accidens consécutifs qui se développent dans les hopitaux; comme, d'autre part, l'extraction est plus *brillante* dans ses résultats immédiats, plus facile même, selon nous, dans son application, il n'est pas étonnant qu'un assez bon nombre de chirurgiens la mettent en usage dans leur pratique civile, et se louent des bons résultats qu'elle leur fait obtenir.

Nous devons mentionner ici quelques faits assez curieux que nous avons vus plusieurs fois, et dont vous avez vu récemment un exemple qu'il vous suffira de vous rappeler. Nous avions, il y a quelque temps, dans nos salles, un jeune enfant affecté de cataracte laiteuse congéniale. Nous décidâmes de l'opérer par abaissement, selon notre habitude; or, nous avions à peine touché la capsule avec la pointe de notre aiguille, qu'un nuage banchâtre et assez épais se forma, remplit toute la chambre antérieure, puis disparut presque subitement, et laissa les milieux de l'œil complètement perméables aux rayons lumineux. Il sembla qu'une réaction chimique se fût opérée entre le liquide opaque de la cataracte et les parties avec lesquelles il se trouvait subitement en contact.*

* Nous rapporterons ici une observation qui, nous le croyons, a quelque analogie avec celle-là:

M. Robert, qui a remplacé M. *Sanson* pendant une partie de sa maladie, avait résolu de pratiquer l'extraction sur un malade affecté de cataracte. L'incision de la cornée fut faite selon les règles ordinaires, après quoi l'instrument fut porté

Traitement consécutif à l'opération. — Est-il besoin de soumettre à un *pansement* spécial l'œil qu'on vient d'opérer? — Si l'on a pratiqué le déplacement ou le broiement du cristallin, tout pansement est inutile; il suffit d'appliquer sur l'œil des compresses froides que l'on renouvelle souvent; ce moyen est un de ceux qui contribuent le plus efficacement à faire avorter l'inflammation qui peut survenir. — Mais, après l'*extraction*, l'on prend en général plus de précautions. Les chirurgiens étrangers se sont surtout beaucoup occupés de ce point de thérapeutique oculaire, et ont proposé divers pansemens que nous allons examiner. — Ces pansemens ont pour effet

---

dans l'ouverture pupillaire pour déchirer le feuillet antérieur de la capsule. Mais à peine ce second temps de l'opération était-il exécuté, que la cataracte, qui se trouvait de nature laiteuse et d'une extrême diffluence, disparut brusquement. De tout appareil cristallinien, il ne resta dans l'œil que la capsule, et, comme celle-ci se trouvait parfaitement transparente, la faculté de voir fut immédiatement rétablie. Cette observation nous présente plusieurs particularités remarquables. D'abord l'opération a été réduite, pour le chirurgien, à ses deux premiers temps; le troisième s'étant exécuté spontanément et sans aucune intervention de l'opérateur; ensuite le cristallin se trouvait dans un tel état de diffluence, qu'il n'existait réellement plus à *l'état de cristallin*, et formait avec l'humeur de MORGAGNI une petite masse liquide qui devait sa forme cristallienne uniquement à la capsule qui lui servait d'enveloppe. —

Comme il nous est impossible d'admettre que l'évacuation du cristallin ait été complète, le peu que nous avons vu sortir étant loin de rendre compte du volume de la cataracte, nous sommes portés à croire qu'il s'est opéré sur les parties restées dans l'œil quelque effet analogue à la réaction dont parle M. *Sanson*, puisque ces parties ont cessé subitement d'être opaques. (*Note des Rédacteurs.*)

immédiat d'empêcher la mobilité des paupières, et ce résultat ne laisse pas que d'exercer une heureuse influence sur les suites de l'opération. Alors en effet que le malade a ses paupières libres, il est rare qu'il sache résister au désir de les entr'ouvrir pour savoir s'il a réellement recouvré la faculté de voir; quand ces premières tentatives lui font apercevoir les objets qui l'entourent, le bonheur qu'il en éprouve l'engage à les répéter; il en résulte une fatigue, une irritation de l'œil qui se changent souvent en une inflammation des plus graves. Outre cet inconvénient, il en est un autre qu'on doit s'attacher soigneusement à prévenir et qui survient quelquefois après l'abaissement ou la kératonyxis, mais, dans le plus grand nombre des cas il est le résultat de l'extraction. Nous voulons parler de l'*entropion* produit par la contraction spasmodique de l'orbiculaire des paupières. Cet entropion est fâcheux par lui-même, à cause de l'irritation qu'il produit sur la face antérieure de l'œil; il l'est en outre, lorsque l'incision de la cornée n'a pas été faite obliquement, parce qu'il détermine l'interposition du bord libre de la paupière inférieure entre les deux lèvres de la plaie de la cornée. L'on a proposé différentes manières de prévenir ou de combattre cet accident; les uns ont conseillé d'appliquer exactement contre la paupière inférieure un morceau de diachylon, taillé en forme de croissant à concavité supérieure. Du bord concave ou inférieur du croissant part un prolongement de plusieurs pouces à l'aide duquel on tire en bas la paupière et que l'on fixe sur la joue et sur les côtés du cou. Mais il est difficile que le diachylon puisse adhérer assez fortement à la paupière pour lutter contre le blépharospasme; il cède avec d'autant plus de facilité que le blépharospasme est accompagné d'un épiphora plus abondant. — D'autres praticiens appliquent, immédiatement après l'opération, sur les paupières doucement rapprochées, plusieurs bandelettes qu'ils croisent en différentes directions. Ils ne tendent pas à renverser en bas la paupière inférieure, mais ils la maintiennent assez exactement accolée à la paupière supérieure. Un inconvénient de cette réunion est l'*occlusion* complète de la cavité palpébrale; les larmes et le mucus conjonctival ne pouvant plus couler à l'extérieur, s'accumulent derrière les paupières, et déterminent sur l'œil une irritation dangereuse. On peut en outre adresser un reproche commun à ces deux procédés : c'est celui de favoriser le développement d'érysipèles plus ou moins étendus sur les parties contre lesquelles se trouve appliqué le diachylon. — M. Mathias Mayor a proposé dernièrement de placer sur l'œil une espèce de bourrelet en coton cardé très fin. Une bande, médiocrement serrée, maintient ce bourrelet contre l'œil, empêche les mouvemens des paupières, et comprime légèrement le lambeau cornéal, tout en permettant au mucus et aux larmes de s'échapper entre les paupières. Ce procédé nous paraît une heureuse modification de celui qui consiste à appliquer sur l'œil un tampon de charpie que l'on fixe solidement à l'aide de plusieurs tours de bande; la charpie se durcit avec une promptitude très grande, et agit alors sur l'œil comme un corps contondant. Quant à la pression assez forte que certains chirurgiens se croient obligés d'exercer sur l'œil, sous prétexte de favoriser la cicatrisation de la cornée en rapprochant les lèvres de sa plaie, nous ne saurions trop la blâmer, tant elle nous paraît propre à déterminer des accidens inflammatoires. — Bon nombre de praticiens, considérant que tous les pansemens dont nous venons de parler sont défectueux en quelque point, n'ont recours à aucun d'eux, et recommandent seulement au malade de tenir ses paupières doucement rapprochées.

Quand ces précautions ont été prises, on conduit le malade dans une pièce où il soit, aussi complètement que possible, à l'abri d'une vive lumière. Dans la pratique privée, on calfeutre les fenêtres, et l'on obtient une obscurité profonde, que l'on fait graduellement diminuer à mesure que l'on approche de la guérison. Dans les hôpitaux l'on ne peut pas se créer des conditions aussi favorables. Le nombre des malades réunis dans une même salle exige impérieusement que l'air soit fréquemment renouvelé; le degré d'obscurité qui conviendrait à certains malades ne convient pas à d'autres; enfin, il est indispensable, pour que le service soit bien fait, et que la propreté soit exactement entretenue, que la salle soit convenablement éclairée. — On a coutume de former une espèce de chambre-noire à chaque malade, en entourant son lit d'une double ou triple rangée de rideaux, mais cela ne suffit pas : il faut encore appliquer sur les yeux du malade un bandeau dont nous avons précédemment indiqué la forme, la composition et le mode d'application.

Le malade ne doit pas être couché toujours de la même manière. La situation à lui donner varie suivant la méthode opératoire que l'on a mise en usage. Après l'extraction, il doit être couché sur le dos, dans une position presque horizontale. Le lambeau cornéal se trouve alors appliqué, par son propre poids, sur l'ouverture que l'on a faite à la cavité oculaire et la ferme, à la manière d'un couvercle; l'humeur vitrée, se trouvant à la partie déclive, est dans les conditions les plus favorables pour ne pas être chassée de l'orbite; l'iris enfin conserve à peu de chose près sa direction naturelle. Il n'est pas poussé vers la cornée, comme cela se voit alors que la tête du malade est inclinée en avant, et l'on a moins à redouter qu'il ne vienne faire hernie à travers la plaie cornéale. —Après l'abaissement, au contraire, le malade doit être placé dans une position telle, que sa tête ait une direction à peu près verticale; en conséquence on l'assied, pour ainsi dire, dans son lit, et on le maintient dans cette position à l'aide de plusieurs oreillers superposés derrière lui. Le cristallin occupe alors la partie la plus déclive de l'œil; il y est maintenu par son propre poids et par la pression que le corps vitré exerce sur lui, de telle sorte qu'il est moins exposé à une réascension. — Le malade ainsi couché doit éviter tout mouvement brusque et se maintenir aussi exactement que possible dans la position qu'on lui a donnée; il gardera le silence, et sera soumis pendant plusieurs jours à une diète sévère.

La plupart des praticiens se bornent aux précautions que nous venons d'indiquer; mais notre expérience nous a depuis long-temps démontré qu'elles sont insuffisantes dans le plus grand nombre des cas. Ce n'est pas assez, selon nous, d'éviter les circonstances qui favorisent le développement des accidens consécutifs : il faut *prévenir* ces accidens et les combattre d'avance. C'est dans ce but que nous faisons subir à tous nos malades, immédiatement après l'opération, et avant que les accidens inflammatoires aient pu se développer, un traitement antiphlogistique de précaution; traitement dont l'énergie est en rapport avec l'état du sujet, les difficultés qu'a présentées l'opération, la constitution régnante, la température, etc. Une saignée du pied est pratiquée; des compresses imbibées d'eau froide, et fréquemment renouvelées, sont appliquées sur l'œil; puis on fait prendre au malade plusieurs bains de pieds *d'eau salée* à quelques heures de distance. On doit le revoir douze ou quinze heures après l'opération; et si, malgré la première saignée, il éprouve encore de la douleur, soit dans l'œil, soit à la tête, on le saigne de nouveau, ou bien on lui prescrit une application de sangsues derrière les oreilles. On peut en même temps lui administrer un léger purgatif qui entretient la liberté des premières voies, et produit une révulsion modérée sur la muqueuse intestinale.

Il nous reste à traiter une question pratique du plus haut intérêt : doit-on attendre, pour examiner l'œil du malade, que sept ou huit jours se soient écoulés depuis l'opération ; doit-on, au contraire, l'examiner, et l'examiner avec soin toutes les vingt-quatre heures? La première de ces opinions compte beaucoup de partisans. Ces praticiens se fondent, d'une part : sur ce qu'il peut y avoir des inconvéniens graves à faire arriver des rayons lumineux sur un œil récemment opéré; d'autre part, sur ce qu'il n'y a aucun avantage à écarter les paupières pour apprécier l'état de l'œil, puisqu'on peut en juger aussi exactement d'après l'état du pouls et l'intensité des douleurs quand le malade en éprouve. Mais il est démontré depuis long-temps que cette manière de voir est en opposition manifeste avec les données de l'expérience. Tous les jours, en effet, il arrive qu'une inflammation se développe d'une manière latente, sans produire de réaction générale, sans causer de douleurs. On néglige d'examiner l'œil, et l'on ne fait rien contre une inflammation dont on est si loin de soupçonner l'existence. Mais, peu après, quelques douleurs, rares et légères, se manifestent; elles deviennent graduellement plus vives et plus longues, et finissent par inquiéter l'opéré qui n'y avait fait d'abord aucune attention, ou qui les avait trouvées trop légères pour s'en plaindre. Le médecin écarte les paupières du malade, mais souvent il est trop tard; il éprouve la douleur de voir des altérations qu'il aurait pu prévenir, mais contre lesquelles un retard de quelques jours lui a soustrait toute sa puissance. — D'autres fois, au contraire, on a des malades excessivement irritables, qui se plaignent beaucoup, ont de la fièvre, et accusent de violentes douleurs; on examine leur œil avec soin, et, l'on est tout étonné de n'y trouver aucune altération.

Frappé des nombreuses erreurs de thérapeutiques auxquelles on peut être conduit par une foi trop entière dans les symptômes purement subjectifs, nous avons depuis long-temps adopté ce principe, auquel nous attachons une extrême importance : *on doit examiner, toujours, les yeux sur lesquels on a pratiqué l'opération de la cataracte.* — L'application de ce principe et le soin que nous mettons à faire subir à nos malades un traitement antiphlogistique de *précaution,* nous fournissent tous les jours des résultats dont nous ne saurions trop nous applaudir. Il est bien entendu, d'ailleurs, qu'on doit apporter de grands ménagemens dans l'exploration de l'œil, surtout pendant les premiers jours qui suivent l'opération. Nous laissons d'ordinaire au malade le soin d'écarter lui-même ses paupières, ce qu'il fait doucement, sans secousses, sans exercer sur l'œil aucune compression, aucun tiraillement douloureux. Un aide tient une bougie qu'il ne présente jamais brusquement et en face au malade; mais, entre l'œil de ce dernier et la flamme, il interpose ses doigts réunis; il approche graduellement de l'œil qu'on veut examiner, et quand il est assez près de lui, il écarte légèrement les doigts, et donne ainsi passage à une quantité de lumière qu'il fait varier suivant la sensibilité du malade et le désir du chirurgien. L'ophthalmoscopie pratiquée de cette manière, ne fatigue nullement le malade, ne détermine aucun accident, et fournit sur l'état de l'œil opéré les plus précieux renseignemens. Nous ne saurions trop engager les jeunes praticiens à en faire usage, et à suivre les préceptes que nous venons de poser.

MÉMOIRE EXPLICATIF DE LA PAGE 20.

PAR

ALPH. BARDINET ET J.-B. PIGNÉ.

Dans le cours de l'année 1836, M. *Sanson* commença à signaler dans ses leçons cliniques un phénomène assez curieux qu'il avait eu occasion d'apercevoir dans l'œil de certains amaurotiques; mais, avant de lui attribuer une valeur réelle, il voulut attendre que le temps eût apporté sa sanction; il se contenta d'observer. Sûr enfin que le fait était constant, il l'énonça en ces termes dans une des leçons qu'il fit dans le courant du mois de Juin 1837 :

« Lorsque au devant de l'œil d'un amaurotique dont la pupile a été dilatée, soit par l'effet de la maladie, soit par l'action de la belladone, on présente une lumière, on voit très distinctement et constamment trois images de la flamme.

De ces trois images, deux sont *droites* et une est *renversée*; elles sont situées en arrière les unes des autres, dans l'ordre suivant :

« La plus antérieure, qui est la plus apparente, est droite;

« La plus profonde qui est la plus pâle est droite aussi;

« Et la troisième, située entre les deux autres, est renversée.

Cette dernière, qui est plus pâle que l'antérieure, mais plus vive que la postérieure, est la plus petite; elle offre cela de particulier, que, dans les mouvemens de latéralité ou de circumduction qu'on imprime à la lumière, elle s'écarte des deux autres pour se porter constamment du côté opposé à la lumière, tandis que les deux autres suivent un mouvement uniforme et sont toujours en regard de cette dernière. En d'autres termes, si la chandelle est placée au niveau de l'axe de la pupille, les trois images qui sont situées sur le même plan antéro-postérieur sont masquées les unes par les autres, et on ne voit que la première. Mais si l'observateur, conservant la même position, porte la lumière vers l'angle externe de l'œil, il voit aussitôt les deux images droites, situées l'une derrière l'autre, se porter vers ce côté de l'œil, et la renversée sortir d'entre les deux précédentes et se diriger vers le côté interne. Si on promène circulairement la lumière, les deux images droites la suivent exactement en décrivant un cercle; elles sont situées toutes les deux en haut au moment où la lumière s'y trouve, et en bas dès que cette dernière y a été portée. L'image renversée décrit aussi un cercle dans le même sens, mais elle est toujours près de l'une des extrémités d'un même diamètre de la pupille, dont les deux images droites suivent l'autre extrémité.

« Ces images sont très difficiles à apercevoir pour celui qui ne les a jamais vues; aussi croyons-nous devoir dire deux mots sur la manière de les découvrir. Le malade dont la pupille a été dilatée, sera placé autant que possible dans l'obscurité, et l'observateur, disposé devant lui de manière à ce que la vue plonge dans l'œil soumis à l'examen, en suivant la direction de l'axe du globe oculaire. La lumière sera portée au côté externe de l'œil, de manière à ce que l'image droite antérieure, qui est très grande et très brillante, se trouve au niveau de la partie externe et supérieure de la pupille; on verra alors, pourvu qu'on observe attentivement le fond de l'œil, l'image renversée, qui est située à une ligne environ de la précédente, à l'union du tiers inférieur avec le tiers moyen du diamètre de la pupille, dont l'image droite antérieure occupe l'extrémité supérieure. Si on ne l'apercevait pas ainsi, il suffirait de porter doucement la lumière de haut en bas et de bas en haut, en regardant fixement dans le champ de la pupille, et on ne tarderait pas à la voir qui descend et remonte. — Quant à la lumière droite postérieure, elle est assez facile à trouver; elle est beaucoup plus pâle que la renversée, mais elle est plus grande qu'elle. Elle semble située à deux tiers de ligne en arrière de la droite antérieure, dont on dirait qu'elle est l'ombre. Si la lumière est en *dehors*, on doit la chercher en *dedans* de la droite antérieure, et en dehors, au contraire, si la lumière est du côté de l'angle interne de l'œil.

« Dès qu'on aura vu une fois ces trois lumières, on les retrouvera constamment et sans difficulté, pourvu qu'il n'existe aucun trouble dans l'appareil du cristallin.

« Dans la cataracte, quel que soit le degré de développement de la maladie, ces images manquent. Il y a quelque temps, un malade me fut adressé d'Alep, par un médecin, pour que je l'opérasse de la cataracte; les trois images existaient, le malade était affecté de glaucôme.

« Appelé il y a quelques jours en consultation, pour voir une malade que plusieurs confrères avaient déclarée cataractée, je reconnus les trois images, et la malade était amaurotique.

« Vous avez vu, il n'y a pas long-temps, à la consultation, une femme chez qui la vision était abolie. Elle m'était adressée comme amaurotique. Aucune opacité ne se faisait remarquer dans le champ de la pupille; deux images manquaient, je déclarai qu'elle avait deux cataractes, et la suite a prouvé l'exactitude du diagnostic.

« Il serait important de faire des expériences capables de déterminer quels sont les organes qui produisent ces lumières, et quels sont ceux dont l'altération doit faire varier leur nombre et leur position. »

Tel est le résumé de la leçon de M. *Sanson*: et c'est pour accomplir le vœu qu'il formait en finissant, que nous nous livrâmes à une série d'expériences. Le jeudi suivant, 29 Juin, nous communiquâmes à ce professeur, en présence d'un certain nombre d'élèves, le résultat de nos recherches et reproduisîmes nos expériences dans l'ordre suivant :

En plaçant une lumière au devant de la surface *convexe* d'un verre de montre, on voit une image *droite* de la flamme. — Si la lumière est placée au devant de la surface convexe de plusieurs verres de montre superposés, on verra autant d'images *droites* qu'il y aura de verres, et ces images seront d'autant plus rapprochées, que les verres seront plus fins et plus près les uns des autres; elles seront, au contraire, d'autant plus éloignées que les verres seront plus épais, et que la distance qui les sépare sera plus grande.

Placée au devant de la *concavité* d'un verre de montre, la lumière produit une image qui est toujours *renversée;* superposez plusieurs verres, et vous aurez plusieurs images *renversées*.

Si maintenant on adosse circonférence à circonférence deux verres de montre, de manière à former une lentille creuse, la lumière objectée rencontrera deux surfaces, l'une antérieure qui est convexe, et une postérieure qui est concave. D'après ce que nous avons vu, nous devons avoir deux images, l'une droite et l'autre renversée; c'est effectivement ce qui a lieu. Mais là se présente un phénomène important : l'image droite est produite par la surface convexe du verre qui est située en avant, et l'image renversée est reflétée par la surface concave du verre placé en arrière, et cependant, dans notre lentille creuse, l'image renversée est située sur un plan beaucoup plus antérieur que l'image droite. Ceci est conforme aux lois de la physique. Tout le monde sait en effet que les surfaces courbes qui reflètent une image, la renvoient au foyer de leur courbe; on sait de plus que, pour les surfaces convexes, le foyer est virtuel, et par conséquent, situé en arrière du miroir réflecteur, et que, pour les surfaces concaves, le foyer est réel, et par conséquent en avant du miroir. De là, il est facile de conclure pourquoi l'image droite est située en arrière de la renversée. Mais qu'on éloigne les deux verres l'un de l'autre, de manière à ce que le foyer réel de la surface concave soit plus en arrière que le foyer virtuel de la surface convexe, et alors l'image droite sera située en avant de l'image renversée. — Les mêmes phénomènes se passent exactement de la même manière quand on place une lumière devant une lentille pleine, et la position relative des deux images variera suivant que les deux surfaces de cette lentille seront plus ou moins bombées.

Si maintenant on place un verre de montre devant une lentille, on aura trois images de la lumière, savoir : deux droites, produites, l'une par le verre de montre, l'autre, par la surface antérieure de la lentille et une renversée produite, comme on sait, par la surface postérieure de la lentille. — La position de ces trois lumières variera suivant que le verre de montre sera plus ou moins rapproché de la lentille. La renversée sera toujours (sur une lentille ordinaire) en avant de la droite produite par cette même lentille; mais l'image renversée pourra se trouver au niveau ou en avant même de celle qui est produite par le verre de montre si ce dernier est trop rapproché de la lentille.

En appliquant le résultat de ces expériences à l'explication du fait énoncé par M. *Sanson*, nous avons dit :

La cornée et l'appareil du cristallin suffisent pour la production de ces trois images;

La droite antérieure est produite par la cornée, la renversée est réfléchie par le segment postérieur de la capsule, et la droite postérieure par son segment antérieur.

Si l'humeur aqueuse vient à disparaître, de manière à rapprocher la cornée du cristallin, l'image renversée, qui, dans l'état normal, est la moyenne, pourra se trouver la plus antérieure.

Si ces trois images viennent à manquer, c'est que la cornée transparente sera assez opaque pour empêcher les rayons lumineux d'arriver à l'appareil du cristallin.

Si deux images manquent, ce ne pourra être que les deux profondes; car il est impossible que l'une d'elles se produise sans qu'on aperçoive celle qui serait nécessairement produite par la cornée restée transparente.

Si une seule image manque, ce sera toujours la renversée; car si c'était l'une des droites, il en résulterait que le trouble qui déterminerait son absence, empêcherait nécessairement la lumière d'arriver à la seule surface capable de produire l'image renversée.

Si enfin les trois images existent, c'est qu'il n'y a pas de trouble dans l'appareil du cristallin; et si cependant il y a un trouble dans la vision, il faut en chercher la cause plus profondément.

Ainsi, en résumé, l'opacité de la cornée détruit les trois images;

L'opacité de la capsule antérieure fait disparaître les deux images postérieures;

Et l'opacité de la capsule postérieure empêche l'image renversée seule de se produire.

Si l'appareil du cristallin est enlevé, les deux images qu'il produisait manqueront, il ne restera plus que la droite antérieure;

Mais si le cristallin est enlevé, et si le segment postérieur de la capsule intacte reste en place, on verra deux images : la droite antérieure et la renversée.

Tels sont les faits que nous avons démontrés devant les élèves de la clinique, et telles sont les conclusions que nous nous sommes crus autorisés à en tirer. Les faits pathologiques et des expériences nouvelles sont venus, les uns confirmer, et les autres compléter ce que nous avons avancé.

Pendant que nous faisions des expériences avec les instrumens simples dont nous avons parlé, M. *Sanson*, de son côté, se livrait à des recherches avec ces mêmes instrumens qui pouvaient représenter, jusqu'à un certain point, l'œil à l'état normal, puis avec d'autres appareils destinés à simuler les diverses opacités dont le cristallin et ses annexes pouvaient être le siége.

Ayant fait construire en verre toutes les pièces dont se compose l'organe de la vision, il a fait d'abord les mêmes expériences que nous, et est arrivé aux mêmes résultats; puis ayant fait dépolir certaines surfaces, il a cherché à voir comment les images se comporteraient dans la cataracte capsulaire postérieure, dans la cataracte lenticulaire et dans la cataracte capsulo-lenticulaire, et il a constaté :

1° Que, si l'on dépolit la surface postérieure d'une lentille, on ne voit qu'une seule image droite;

2° Que, si la surface convexe d'un verre de montre est dépolie, on voit toujours l'image renversée.

Du premier de ces faits nous pouvons conclure que l'opacité du feuillet le plus postérieur du cristallin empêche nécessairement la production de l'image renversée;

Et du second nous concluons que, si la capsule cristalline avait une épaisseur qui permît à l'opacité de n'envahir que sa partie postérieure, on aurait l'image renversée; mais cette membrane est si mince et si homogène, qu'il est impossible d'admettre qu'une moitié seule de son épaisseur puisse se prendre, tandis que l'autre resterait intacte. D'où il résulte que, dans l'opacité de la capsule, quel que soit son développement, l'image renversée doit manquer.

Nous avons dit plus haut qu'en superposant deux verres de montre, on aura deux images, dont l'éloignement sera toujours en rapport avec celui des verres. Ce fait, qui n'a pas besoin de démonstration, a déjà trouvé une application. M. *Pasquet*, que nous aurons occasion de citer plus bas, a vu que, chez le bœuf, dont la capsule est séparée du cristallin par une grande quantité d'humeur de Morgagni, il y avait *cinq* images : trois droites, produites, l'une par la cornée, l'autre par la capsule, et la troisième par la face antérieure du cristallin, et deux renversées, reflétées l'une par la surface postérieure du cristallin, et l'autre, par la capsule postérieure. Faisant à l'homme l'application de ce fait, on se demande naturellement : si le cristallin, qui est séparé de la capsule par un peu de liquide, reste sain, pendant que sa membrane postérieure est opaque, comment se fait-il que sa surface postérieure ne produise pas une image renversée? Comment? Nous n'en savons rien; mais nous avons eu l'occasion d'observer une cataracte capsulaire postérieure, et certainement, il n'y avait pas d'image renversée. — Sans vouloir donner l'explication de ce fait, nous disions, il y a quelques temps, qu'il peut se faire, à la rigueur, que la face postérieure du cristallin fût opaque, mais qu'elle l'était si légèrement, que notre œil n'a pu s'en apercevoir; aujourd'hui, cette raison ne saurait suffire, puisque nous verrons plus loin, que, si on altère la transparence de la capsule postérieure seule, l'image renversée manque constamment.

En comparant ce qu'on observe dans ces expériences avec ce qu'on voit dans l'œil, on est frappé d'une chose, c'est de l'éclat et du volume considérable des images produites par les lentilles, et de la faiblesse et de la petitesse de celles qui sont reflétées par le cristallin. A quoi peut tenir cette différence? M. *Pasquet* a voulu en chercher l'explication par voie d'expérimentation. Il a placé son appareil sous l'eau, ou bien encore; il a mis une petite lentille entre deux verres de montre, et le reste de l'intervalle a été rempli d'eau. Il a vu alors, « manifestement « les images postérieures perdre la plus grande partie de « leur éclat, devenir d'une pâleur qui les fait ressembler « plus exactement à celles de l'œil. » Voici comment il explique cet effet : « La plus grande partie des rayons « lumineux incidens étant réfractée, ce n'est qu'une minime « quantité qui se trouve réfléchie, et, dans cette quantité, « il n'en arrive que très peu au cristallin, puisque la pres- « que totalité est réfléchie par la cornée, et qu'une partie « du reste est absorbée en traversant les milieux de l'œil. » L'explication pourra ne pas satisfaire tout le monde; aussi nous ne prenons que le fait qui est incontestable; mais il porte, comme on voit, uniquement sur l'éclat des images et nullement sur leur grandeur. Une expérience de M. *Sanson* nous a mis sur la voie d'un fait qui ne manque pas d'avoir une certaine importance en physiologie, et qui nous montre d'une manière évidente à quoi tiennent la petitesse et le peu d'éclat de ces images.

Il y a quelques jours, M. *Sanson* fit devant nous l'expérience suivante :

En plaçant une lentille derrière un verre de montre, de manière à simuler le cristallin derrière la cornée, puis, plaçant une lumière entre le verre de montre et notre œil, il était facile de voir la lumière reflétée en arrière de la lentille sur un corps capable d'en recevoir l'image. Cette dernière, bien que renversée et très apparente, offrait des bords lumineux, qui, au lieu de cesser brusquement, s'éteignaient insensiblement, à peu près comme l'ombre que produit un corps opaque exposé au soleil. Si maintenant on plaçait entre ce verre de montre et la lentille, une carte percée d'une ouverture circulaire, de la largeur d'une pièce de vingt-cinq centimes, et représentant l'iris entre la cornée et le cristallin, l'image de la lumière qui était projetée en arrière de la lentille devenait plus faible, plus petite, et ses bords tranchaient au vif sur le corps qui la recevait.

Ce fait, qui nous avait frappés, nous a conduits à l'expérience suivante, qui, du reste, n'en est que le corollaire.

En plaçant une lumière au devant d'une lentille, on voit, comme nous l'avons dit plus haut, deux images d'une certaine étendue. Si, entre la lumière et la lentille, on place une carte percée d'une ouverture, et si on regarde par cette ouverture, on voit les deux images, mais elles ont perdu de leur éclat et elles ont diminué considérablement. A égale distance, plus l'ouverture faite à la carte est petite et moins ces images sont grandes et vives.

Sur un œil dont on a enlevé l'iris, les deux images produites par le cristallin sont beaucoup plus grandes que celles qu'on apercevait dans le même œil avant l'ablation de l'iris.

D'où nous concluons que l'iris exerce une influence directe sur le volume et sur l'éclat des images produites par l'appareil du cristallin. Peut-être aussi est-ce là la clef de ce fait que M. *Sanson* avait déjà signalé, que, pour que ces images fussent visibles, il fallait que la pupille fût préalablement dilatée.

Nous avons voulu produire, sur les yeux d'individus morts, les diverses cataractes que l'on observe chez l'homme, et nous avons rencontré des difficultés de plusieurs genres.

Les yeux d'homme que nous nous sommes procurés n'ont pu être soumis à l'expérience que 26 heures après la mort; mais déjà l'opacité survenue dans la cornée nous a constamment empêchés de voir l'appareil du cristallin.

Chez les animaux, les yeux étaient plus frais, nous pouvions voir jusqu'au cristallin; mais, le plus souvent, l'humeur aqueuse ayant diminué de quantité, la cornée était ridée et l'iris flasque, et nous n'avions que des images confuses; d'autres fois les yeux étaient très propres à de semblables expériences, mais la pupille était trop resserrée, il fallait l'enlever, l'humeur aqueuse s'échappait et les rapports étaient changés; enfin, et c'est là un des plus puissans obstacles que nous ayons éprouvés, nous n'avons pu déterminer les cataractes partielles que nous voulions obtenir; cela tenait sans doute à la manière dont nous nous y prenions, ou à l'imperfection de nos instrumens : car M. *Pasquet*, (Thèse soutenue le 17 août 1837, n° 317, page 65), est arrivé à de beaux résultats que nous prenons plaisir à consigner ici.

A travers un petit trou, pratiqué à la sclérotique, à trois lignes en arrière de la cornée, il fait pénétrer un petit tube capillaire, terminé soit par une boule, de manière à ce que la chaleur de la main suffise pour en chasser le liquide, soit par une extrémité évasée, comme une pipette, de sorte qu'au besoin on peut y souffler pour forcer le liquide à pénétrer; une aiguille à acupuncture, passée dans la cavité du tube, sert à diriger et à lacérer au besoin les parties dans lesquelles on veut pousser l'injection : à l'aide de cet appareil il a constaté :

1° Que, si on a pu diriger l'instrument sur la capsule et si l'injection a réussi à troubler son segment *postérieur*, l'image *renversée* manque; quand on cherche à la découvrir, il arrive souvent qu'elle apparaît dans les points qui n'ont pas été attaqués, mais elle disparaît au niveau des parties opaques, du moment que, par les mouvemens de la bougie on cherche à y projeter le foyer;

2° Que, si la partie postérieure du cristallin a été atteinte et si cet organe a été troublé ou coagulé, cette même image renversée manque; il en est de même quand, au lieu d'injecter, on se contente de broyer, avec l'aiguille à acupuncture, les parties postérieures du crstallin, assez pour en produire l'opacité;

3° Toutes les fois que l'injection a troublé le segment antérieur de la capsule, l'image droite postérieure a également disparu;

4° Le cristallin et la capsule postérieure restant intacts, il suffit de l'opacité de la capsule antérieure pour faire manquer les deux images profondes;

5° D'un autre côté, le cristallin et la capsule postérieure étant opaques, si la capsule antérieure est seule transparente, on a toujours l'image droite postérieure;

6° La capsule conservant après sa coagulation une forme lisse, on aperçoit encore un certain reflet obscur au lieu de l'image nette qu'on trouve dans un cristallin à l'état normal; — de plus, si on laisse quelques gouttes d'eau ou d'humeur aqueuse sur sa surface, elles s'y étalent en formant une couche unie qui réfléchit assez bien.

Quant aux injections, celle avec l'encre réussit généralement mieux que celle avec le sublimé. Lorsqu'on a injecté beaucoup de ce dernier liquide, il se forme un coagulum blanc, sur lequel la teinte pâle de l'image droite-profonde ne ressort pas toujours assez pour être distincte; d'autant mieux que les milieux de l'œil deviennent sensiblement troubles après la mort.

Tels sont les résultats fournis par l'expérimentation : il existe d'autres faits tirés de l'examen clinique; ils ne sont pas encore très nombreux; cependant nous ne pouvons pas les passer sous silence.

Nous avons parlé plus haut de trois cas rapportés par M. *Sanson*.

Dans l'un il s'agissait d'un glaucôme qui avait été pris pour une cataracte, et qu'on avait adressé à M. *Sanson* pour être opéré;

Dans le second cas, c'était une malade que plusieurs hommes de l'art avaient déclarée cataractée, et c'était une amaurose qu'elle avait;

Dans le troisième enfin c'était une malade que l'on croyait amaurotique; elle était affectée de cataracte.

Il y a quelque temps une négresse vint à la consultation externe de la Pitié : elle avait perdu la vue du côté gauche et celle du côté droit commençait à s'affaiblir. Le champ de la pupille gauche présentait une teinte blanchâtre qui paraissait s'étendre jusqu'au bord de l'iris : au premier coup d'œil tout le monde crût qu'il y avait évidemment une cataracte; on voyait les trois images, la malade était amaurotique.

Un homme vint il y a quelques jours consulter M. *Sanson* dans son cabinet : une teinte gris-blanchâtre occupait évidemment le champ de la pupille; l'examen de l'œil, la marche de la maladie, tout semblait indiquer une cataracte déjà avancée; les trois images se dessinaient très bien, le malade était affecté de glaucôme.

Dans la salle Saint-Gabriel, à la Pitié, M. *Sanson* avait opéré une cataracte par abaissement; quelques jours après, le cristallin n'était pas remonté, un lambeau de la capsule postérieure était resté transparent et suspendu au devant de l'axe de l'œil, l'image renversée était très apparente quand on dirigeait la lumière sur ce lambeau; quelques jours après, ce lambeau est devenu opaque, l'image renversée a disparu; depuis, ce lambeau s'est résorbé.

Ces faits sont confirmatifs, ils sont peu nombreux encore, mais ils prouvent le parti que l'ophthalmoscopie peut tirer de ce nouveau moyen.

De l'ensemble de ces faits et de ces expériences nous sommes autorisés à conclure que la cataracte, même commençante, pourra *toujours* être distinguée de l'amaurose et du glaucôme.

(*Extrait du premier numéro du Journal l'*EXPÉRIENCE.)

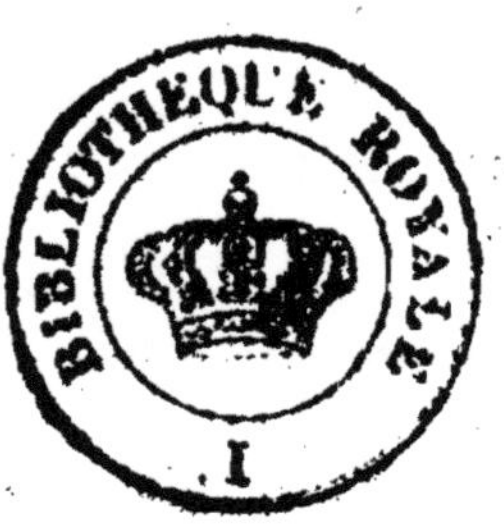
BIBLIOTHEQUE ROYALE
I

www.ingramcontent.com/pod-product-compliance
Ingram Content Group UK Ltd.
Pitfield, Milton Keynes, MK11 3LW, UK
UKHW021042230726
13926UKWH00004B/1609

9 782016 131831